Reinhard Schiller

Die Hildegard-Pflanzen-Apotheke

Heilpflanzen für ein gesundes Leben

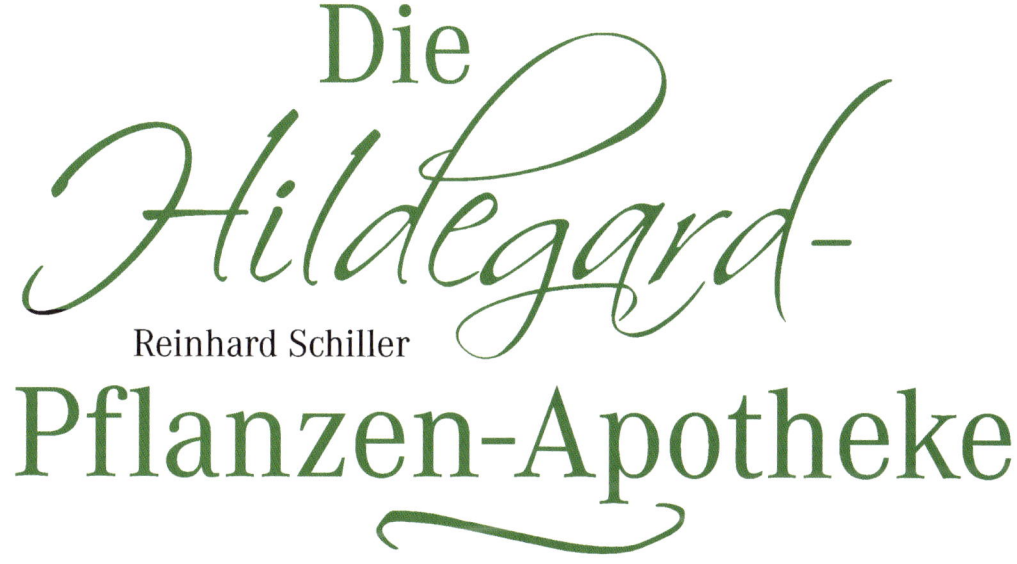

Die Hildegard-Pflanzen-Apotheke

Reinhard Schiller

Heilpflanzen für ein gesundes Leben

benno

Bibliografische Information der Deutschen Nationalbibliothek
Die Deutsche Nationalbibliothek verzeichnet diese Publikation
in der Deutschen Nationalbibliografie; detaillierte bibliografische
Daten sind im Internet über http://dnb.d-nb.de abrufbar.

Besuchen Sie uns im Internet:
www.st-benno.de

Gern informieren wir Sie unverbindlich und aktuell auch in unserem Newsletter
zum Verlagsprogramm, zu Neuerscheinungen und Aktionen. Einfach anmelden
unter www.st-benno.de (newsletter@st-benno.de).

ISBN 978-3-7462-3466-3

© St. Benno-Verlag GmbH
   Stammerstr. 11, 04159 Leipzig
Zusammenstellung: Volker Bauch, Leipzig
Umschlag: Ulrike Vetter, Leipzig, unter Verwendung eines Bildes von © novin tito/shutterstock
Gesamtherstellung: Arnold & Domnick, Leipzig (A)

INHALT

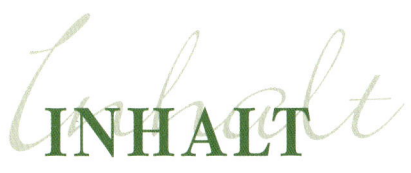
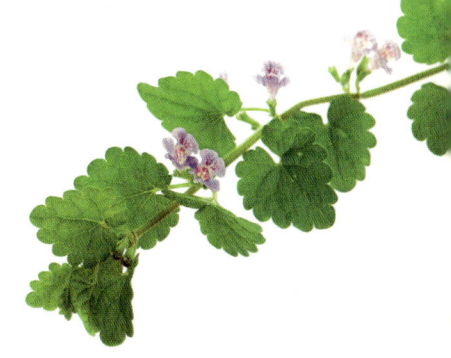

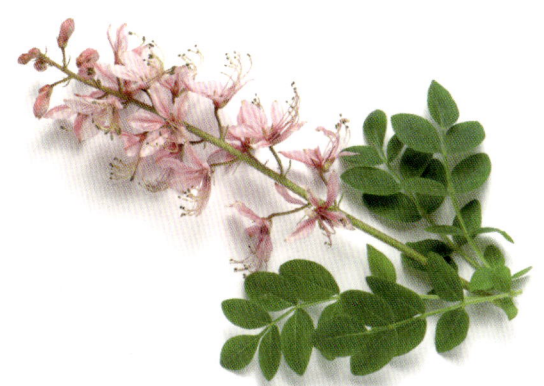

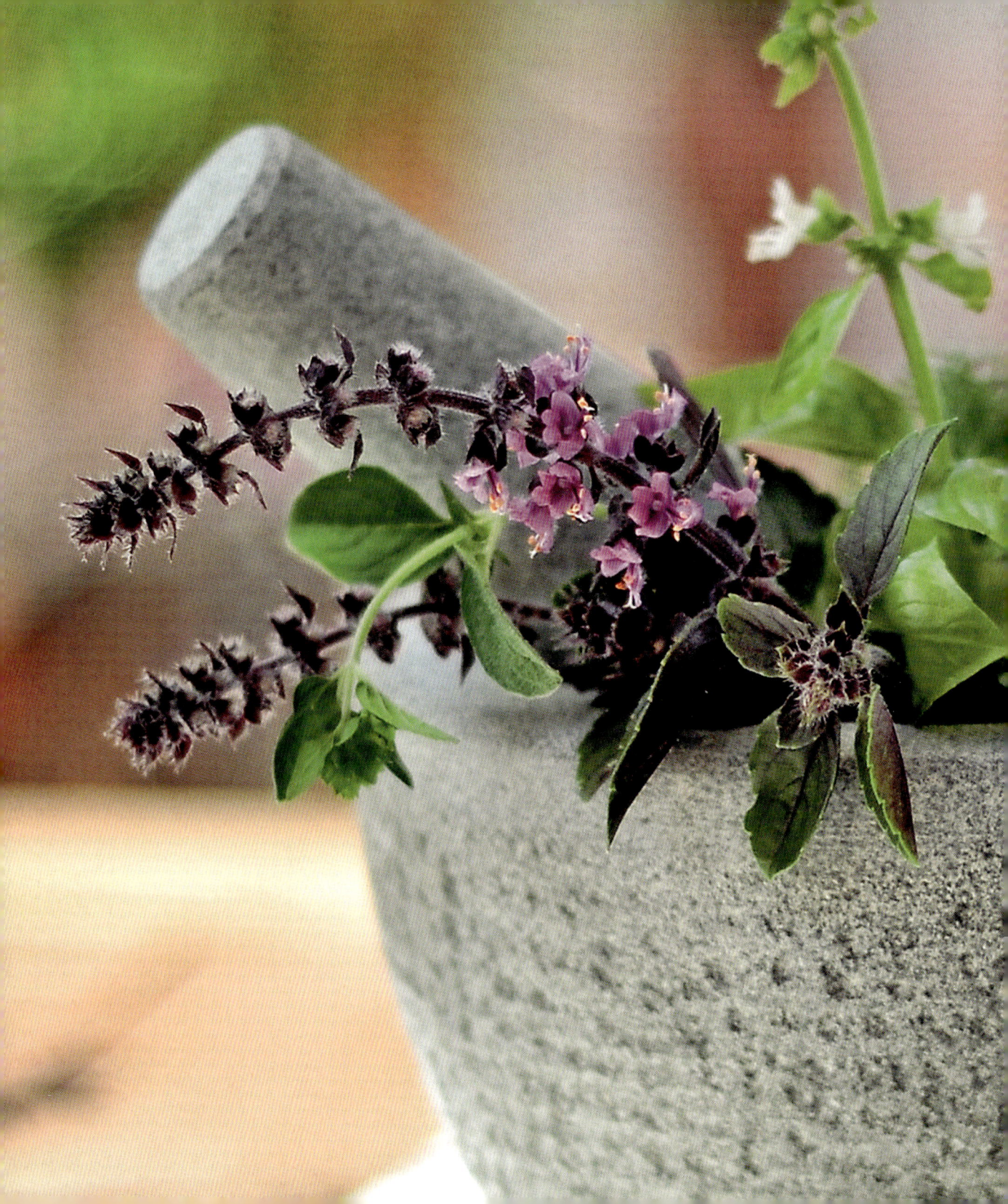

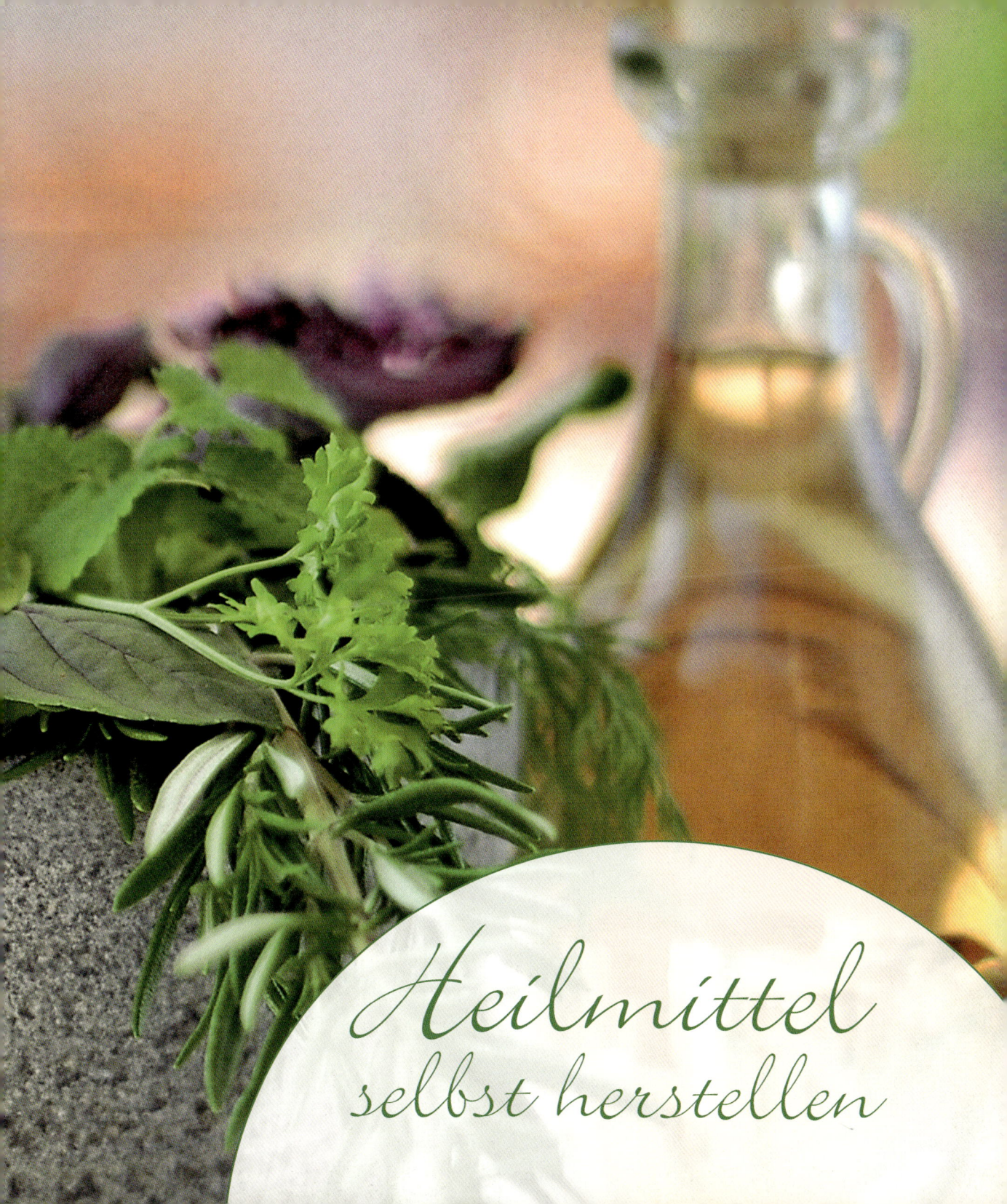

Heilmittel
selbst herstellen

Ursprung und Entstehung der Hildegard-Medizin

Die hl. Hildegard von Bingen wurde im Jahr 1098 in Bermersheim bei Alzey geboren.

Sie war das zehnte und letzte Kind ihrer Eltern, Hildebert und Mechthild von Bermersheim, und – als ihr Zehent – von Geburt an Gott geweiht.

Hildegard, ein von Kindheit an schwächlicher und kränklicher Mensch, durfte vom Mutterschoß an uns verborgene Geheimnisse der Natur schauen. Wachend bei Tag und Nacht erlebte sie diese großartige Schau, ohne in Extase zu fallen. Als ihr als 15-Jährige bewusst wurde, dass andere Menschen diese übersinnliche Schau nicht teilten, hielt sie fortan strenges Stillschweigen. In ihrem 43. Lebensjahr erhielt Hildegard von Gott den Auftrag, ihre Visionen nach seinem Willen niederzuschreiben. Dazu wurde ihr Volmar, ein Mönch vom Kloster Disibodenberg, als Sekretär zugestellt.

Die Niederschrift von »Scivias« – Wisse die Wege –, ihrer ersten Vision, beanspruchte sie zehn Jahre.

Papst Eugen III., der während der Synode von Trier – vom 30.11.1147 bis 13.2.1148 – Hildegards Sehergabe prüfen ließ, bestätigte diese und las persönlich vor Kardinalen, Bischöfen und Theologen aus ihrem Werk SCIVIAS vor. Auf dem Kloster Rupertsberg, das Hildegard auf Verlangen Gottes gründete und in welches die Nonnen im Jahr 1147 umgezogen waren, entstanden ihre weiteren Visionen »Liber vitae meritorum – Das Buch der Lebensverdienste«, »Liber divinorum operum – Das Buch von den Werken Gottes«.

Die Biografen Hildegards, Gottfried und Theoderich, wissen noch von folgenden visionären Schriften zu berichten: ... von Briefen, Gesängen, unbekannten Schriftzeichen, Evangelienauslegungen, symbolischen Erklärungen, ... von Schriften über die Natur des Menschen, »Causae et curae«, über die Natur der Elemente und der verschiedenen Geschöpfe und wie durch sie dem Menschen zu helfen sei, »Physica« ... und viele andere Geheimnisse.

Um 1165 gründet Hildegard das Kloster Eibingen, da das Kloster Rupertsberg keine weiteren Nonnen mehr aufnehmen konnte. In den Jahren 1158–1171 unternimmt Hildegard vier große Missionsreisen durch Deutschland. Sie predigt auf Marktplätzen und in Klöstern und ruft die Menschen, verwirrt durch Irrlehrer und das Schisma der Kirche, zu Buße und Umkehr auf.

Am 17. September 1179, in der Nacht von Sonntag auf Montag, stirbt Hildegard von Bingen. Bei ihrem Tod sind wunderbare Zeichen am Himmel zu sehen, durch die Gott allen sichtbar macht, dass er seine treue Dienerin zu sich in die Ewige Herrlichkeit heimgeholt hat.

Hildegard von Bingen beschreibt im Buch »Causae et Curae«, zu Deutsch »Ursachen und Behandlung (von Krankheiten)«, den Ursprung, die Entstehung und die mögliche Therapie von Krankheiten. Als Ur-Ursache jeden Krankheitsgeschehens sieht sie den Sündenfall. Daraus resultieren alle nachfolgenden Krankheitsursachen und Krankheiten.

Es wäre deshalb ein Trugschluss zu meinen, alle Krankheiten, körperlichen und seelischen Beschwernisse könnten allein mit der Medizin beseitigt werden. Die Hildegard-Medizin leistet zwar Großartiges, aber ohne Religion – ohne Rückbesinnung, ohne die Erkenntnis, dass wir Geschöpfe Gottes sind und aus seiner Gnade leben dürfen – ist auch die beste Medizin nur Stückwerk. Hildegard-Medizin ohne Einbeziehung der religiösen Visions-Schriften (»Scivias«, »Liber vitae meritorum«, »Liber divinorum operum«) ist wie ein Sommer ohne Regen, denn: »Der Mensch lebt nicht vom Brot allein, sondern von jedem Wort aus Gottes Mund.«

So bleibt auch ein Sommer ohne Regen dürr und unfruchtbar. Religion ist wie der Regen, sie nährt und erbaut die Seele des Menschen, und die Medizin ist wie der Sommer, sie sorgt dafür, dass die Seele in und mit einem gesunden Körper ihre Arbeit verrichten kann. Und beides wird uns von Gott geschenkt, die Religion und die Medizin.

Wie Hildegard in »Causae et curae« die Krankheitsursachen und Therapiemöglichkeiten beschreibt, so zeigt sie uns in der »Physica«, dem »Liber subtilitatum diversarum naturarum creaturarum«, dem »Buch über die feinstoffliche Natur der verschiedenen Geschöpfe«, die in Pflanzen, Bäumen, Elementen, Edelsteinen, Fischen, Metallen, Vögeln, Reptilien und Tieren vorkommenden feinstofflichen Kräfte und wie diese für den Menschen Heil bringend eingesetzt werden können.

Diese beiden Bücher und die große Visionstrilogie Hildegards bilden die Grundlage für die Hildegard-Medizin. Doch dieser Heilmittelschatz würde vermutlich noch in den Archiven schlummern, wenn nicht Dr. med. Gottfried Hertzka sich seiner angenommen und erforscht hätte. Seinem Pioniergeist ist es zu verdanken, dass wir die Hildegard-Medizin in ihrer heutigen Form anwenden können.

Bevor wir uns den pflanzlichen Heilmitteln Hildegards zuwenden, vorab noch ein paar Hinweise, damit die Hildegard-Heilkunde ganzheitlich nutzbringend angewendet werden kann. Auch in der Hildegard-Heilkunde ist es notwendig, wie in anderen naturheilkundlichen Richtungen auch, den Körper von »schädlichen Säften«, »Schleimen« oder Stoffwechselschlacken zu reinigen, um ihn gesund zu erhalten oder wieder gesunden zu lassen. Solche Schlacken fallen zum einen durch die zu uns genommenen Lebensmittel durch die Verdauung an. So erzeugt beispielsweise gebratenes Fleisch im Körper mehr Schleime als Gekochtes. Zum anderen können sie durch heftige emotionale Erregungszustände (Zorn, Wut, Trauer z. B. erzeugen im Organismus die bei Hildegard beschriebene Schwarzgalle oder Melanche) oder eine Lebensweise, die gegen die von der Natur vorgegebene Ordnung (Tag – Nacht; wachen – schlafen, Spannung – Entspannung …) gerichtet ist, gebildet werden.

In »Causae et curae« beschreibt die heilige Hildegard zwei Entgiftungsmethoden, den Aderlass und das nasse oder blutige Schröpfen, um diese schädlichen Stoffe aus dem Körper auszuleiten. Die Ausleitung dieser Schadstoffe ist ab einem bestimmten Alter zwingend notwendig, um die Gesundheit zu stabilisieren und zu erhalten, weil mehr Schlacken anfallen, als der Körper entsorgen kann. Sie reinigen den Organismus und gewährleisten so die Grundlage für einen störungsfreien Ablauf der Stoffwechselvorgänge im Körper. Im Folgenden eine kurze Beschreibung dieser Ausleitungsverfahren.

Der Aderlass

Der Aderlass ist eine Blutentnahme aus einer der drei Venen in der Ellenbeuge. Man geht in der Regel so vor, dass der Arm gestaut und die Kanüle gelegt wird. Liegt die Kanüle in der Vene, so entfernt man sofort den Stau und lässt das Blut frei (ohne Vakuumflaschen oder sonstige Hilfsmittel einzusetzen) aus der Vene fließen. Dieses Blut wird in entsprechenden Gefäßen aufgefangen und zur späteren Beurteilung aufbewahrt. Ein Aderlass im echten hildegardischen Sinn liegt aber erst vor, wenn dazu noch verschiedene andere Bedingungen erfüllt sind. Dazu gehören:

1. Der Patient muss nüchtern zum Aderlasstermin erscheinen. Es ist wichtig, dass der Aderlass in nüchternem Zustand vorgenommen wird, weil jede vorherige Nahrungs- und Flüssigkeitsaufnahme dazu führt, dass sich das Blut in den Adern mischt und so nicht nur das schlackenreiche Blut aus der Vene fließt, sondern auch das mit Nährstoffen angereicherte Blut.

2. Die Natur muss eine gewisse Konstellation aufweisen, genauer gesagt, der Aderlass soll nur vom ersten bis zum sechsten Tag nach Vollmond durchgeführt werden. Jeder andere Zeitpunkt kann Probleme verursachen. Dazu schreibt die heilige Hildegard: »...Es soll aber bei abnehmendem Mond zur Ader gelassen werden, also am ersten Tage, wenn der Mond anfängt abzunehmen, oder am zweiten, dritten, vierten, fünften oder sechsten Tag und dann nicht mehr, weil ein früher oder später durchgeführter Aderlass nicht so viel Nutzen bringen wird ... Nicht zur Ader lassen soll man bei zunehmendem Mond, weil solcher Aderlass schädlich ist ...«

3. Der Patient darf nicht zu jung und nicht zu alt sein. Hildegard gibt genaue Anweisungen über die Menge des Aderlassblutes bei verschiedenen Lebensabschnitten. So sollte vor dem 20. Lebensjahr kein Aderlass gemacht werden, selbst wenn eine Krankheit einen Aderlass notwendig erscheinen lässt. Zwischen dem 20. und 30. Lebensjahr kann zur Ader gelassen werden, wenn der Gesundheitszustand dies erforderlich macht, jedoch nur eine kleine Menge Blut (ca. 15 – 20 ml). Ab dem 30. bis zum 50. Lebensjahr ist die »Hochzeit des Aderlasses«. Während dieser Lebensphase soll ein- bis viermal jährlich, je nach Konstitution und Gesundheitszustand, ein Aderlass von 50 bis 150 ml gemacht werden. Während dieser Zeit wird er zur Erhaltung der Gesundheit von Gesunden und zur Wiedererlangung der Gesundheit auch von Kranken regelmäßig gemacht. Ab dem 50. Lebensjahr sollte nur noch einmal im Jahr und dann auch nur noch die Hälfte des bis dahin gelassenen Blutes entzogen werden. Männer dürfen bis zum 80. Lebensjahr einen Aderlass machen, Frauen hingegen haben die Möglichkeit, diesen bis zum 100. Lebensjahr durchzuführen.

Die wichtigsten Indikationen für einen Aderlass sind: Kopfschmerz, Migräne, erhöhter Augendruck, Ohrgeräusche, Entzündungen im Kopfbereich, Herzrhythmusstörungen, Coronar sclerose, alle Arten von Leber- und Milzleiden, Atembeschwerden, Lungenerkrankungen im Allgemeinen sowie zur allgemeinen gesundheitlichen Hygiene.

Nach einem erfolgten Aderlass ist es wichtig, dass sich der Patient schont und eine dreitägige »Aderlassdiät« einhält. Es ist zu beachten, dass die Augen nach einem Aderlass empfindlich auf offenen Feuerschein, starke Sonnenbestrahlung sowie Arbeit am Bildschirm reagieren können. Diese Störfaktoren gilt es, drei Tage lang strikt zu meiden. Zudem sollte man mindestens für drei Tage auf rohes Obst und rohes Gemüse, auf gebratenes Fleisch, gepökelte und geräucherte Nahrungsmittel sowie starken Wein verzichten, weil diese dem Blut während dieser Zeit zu viel Schleim liefern. Dieser kann sich an den Gefäßwänden anlegen, was zunächst zu einer Verschleimung, später zu einer sogenannten Verkalkung der Gefäße führt. Längere Zeit, also für mindestens zwei Wochen nach einem Aderlass, sollte man auf Milch, Käse, Quark und Joghurt verzichten, weil diese besonders intensive Schleimlieferanten sind.

Folgende Nahrungsmittel können nach einem Aderlass bedenkenlos gegessen werden:
- gekochtes Obst (Apfel, Birne, Kirsche, Himbeere, Brombeere, Edelkastanie, Quitte ...)
- gekochtes Gemüse (Bohne, Fenchel, Kichererbse, Kürbis, Möhre, Pastinake, rote Beete ...)
- gekochtes Fleisch (Schaf, Ziege, Rind, Huhn ...) KEIN SCHWEINEFLEISCH !!!
- gewohnte Speisen (Mehlspeisen aus Dinkelmehl oder Weizenvollkornprodukte), Dinkelbrot, Butter

Als Getränke sollte man während der Drei-Tage-Aderlass-Diät Fencheltee, leichten bzw. gewässerten Wein oder Bier verwenden.

Das Schröpfen

Das Schröpfen ist eine weitere Möglichkeit, den Organismus von schädlichen Schlacken zu entgiften. Hierbei wird die im Körper kreisende, mit Schlackenstoffen überlastete Lymphflüssigkeit entfernt. Zu dieser beim Schröpfen bewirkten Verminderung der Lymphe kommt als erwünschter Nebeneffekt, dass zugleich der Lymphfluss und die Neubildung von Lymphflüssigkeit angeregt werden. Die heilige Hildegard schreibt darüber: »Schröpfen ist zu jeder Zeit gut und nützlich, damit die schädlichen Säfte und Schleime, die sich im Menschen befinden, vermindert werden. Die Schleime sitzen zum größten Teil zwischen Haut und Fleisch, und sie sind dem Menschen besonders nachteilig.«

Wie geht nun das Schröpfen vor sich?
Beim Schröpfen wird in einem Schröpfglas mittels Feuer ein Vakuum erzeugt. Dieses Vakuum saugt die unter der Haut vorhandene Lymphflüssigkeit (Schleime) an sich, unter das Glas. Diese Schleime wiederum gelangen dann durch künstlich in der Haut geschaffene Öffnungen aus dem Gewebe heraus auf die Hautoberfläche und somit aus dem Organismus.

Um durch das Schröpfen eine optimale Wirkung zu erzielen, sollten verschiedene Bedingungen eingehalten werden:

1. Das Schröpfen sollte nur in nüchternem Zustand gemacht werden. Es gibt allerdings eine Ausnahme, nämlich wenn der Patient kreislaufschwach ist, so kann er unmittelbar vor dem Schröpfen eine Kleinigkeit essen. In der Regel ist das ein Stück Brot und ein paar Schluck gewässerter Wein.

2. Es dürfen keine blutführenden Gefäße angeschnitten werden. Der Sinn des Schröpfens liegt nicht darin, möglichst viel Blut aus dem Organismus zu entfernen, sondern die mit Schlacken angereicherte Lymphe.

3. Das Schröpfglas muss an der geeigneten Körperstelle angesetzt werden. Wer die geeigneten Hautareale kennt, kann schon mit wenigen Schröpfgläsern ganz beachtliche Wirkungen erzielen.

Die wichtigsten Indikationen beim Schröpfen sind: Sehschwäche, erhöhter Augendruck, Entzündungen im Augen- und Kopfbereich, Migräne, Bronchitis, Atembeschwerden, Stauungen im Brustbereich, Leber-, Galle-, Milzschmerzen LWS-Syndrom, Schmerzen in den Beinen, offene Beine, Entzündungen im Genitalbereich, Sterilität, Zysten im Bauchbereich, Großzehengicht Menstruationsbeschwerden usw.

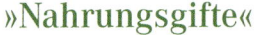

Nach dem Schröpfen ist es nicht wichtig, dass eine besondere Diät eingehalten werden muss. Es bewährt sich jedoch, wenn man nach dem Schröpfen stark verschleimende Nahrungsmittel, wie bei der Aderlassdiät beschrieben, längere Zeit meidet. Bei richtig durchgeführtem Schröpfen entstehen auch keinerlei offene Wunden, sodass man nach dem Schröpfen sofort wieder voll einsatzfähig ist.

»Nahrungsgifte«

Wer sich mit der Hildegard-Heilkunde etwas intensiver beschäftigt, wird früher oder später auf das Thema gesunde Ernährung stoßen. Auch zu diesem Kapitel finden sich in ihren Schriften verschiedenste Hinweise. So beschreibt Hildegard Nahrungsmittel, die dem Menschen nicht sehr zuträglich sind, weil sie das Zusammenspiel der verschiedenen Säfte im Körper empfindlich stören und so den Menschen krank machen können. Hier in aller Kürze verschiedene Nahrungsmittel, denen Hildegard einen störenden Einfluss auf unsere Gesundheit zuschreibt. Sie erregen Schleime und schlechte Säfte im Körper und bringen alte Krankheiten wieder zum Vorschein. Diese Nahrungsmittel sollten in jeder Form, in jeder Zubereitung sowie in jeder Mischung gemieden werden, es sei denn, dass sie als Zusatz in verschiedenen Heilmitteln Verwendung finden. Der Hildegard-Text spricht hier für sich:

Aal:

»Der Aal stammt von der warmen Luft, und sein Fleisch ist etwas unrein, und es ist für den Menschen nicht gesund zu essen, wie das der Schweine. Aber doch schadet es dem Gesunden nicht sehr. Die Kranken aber schüttelt es in allen schlechten Säften und in ihren Krankheiten, und die es essen, macht es bitter im Geist und schlau und misstrauisch ...«

Lachs:

»Der Lachs stammt mehr von der kalten als von der warmen Luft, und er tummelt sich mehr in der Nacht als am Tage ... und er ist weich und schwach, und er ist für keinen Menschen gut zu essen, weil er alle üblen Säfte erregt, die im Menschen sind.«

Scholle:

»... Und sie taugt weder gesunden noch kranken Menschen viel zum Essen, weil ihr Saft schwach ist ...«

Erdbeere:

»Das Kraut, an dem die Erdbeeren entstehen, ist mehr warm als kalt ... Auch die Früchte, die Erdbeeren, verursachen gleichsam einen Schleim im Menschen, wenn er sie isst, und sie taugen weder dem gesunden noch dem kranken Menschen zum Essen ...«

Heidelbeere:

»Das Kraut, an dem Waldbeeren entstehen, die auch Heidelbeeren genannt werden, weil sie nämlich schwarz sind, hat große Kälte in sich, nämlich, wenn die Kälte schon etwas der Wärme weicht, sodass schon aus der Erde und den Steinen der kalte Saft mehr schadet als nützt. Für Heilmittel taugt es nicht, die Frucht aber schadet dem, der sie isst, sodass sie die Gicht in ihm hervorruft.«

Porree:

»Der Porree, der Lauch genannt wird, hat schnelle und unnütze Wärme in sich wie wertloses Holz, nämlich ›spachin‹, das schnell brennt und schnell fällt. Und dem Menschen verursacht er eine Beunruhigung in der Begierde.

Und roh gegessen ist er so schlecht und verderblich für den Menschen wie ein giftiges, unnützes Kraut, weil er das Blut und die Fäulnis und die Säfte des Menschen ins Gegenteil, das ist ›wal‹, verkehrt, sodass das Blut im Menschen durch den Lauch nicht zunimmt und so, dass die Fäulnis durch den Lauch nicht vermindert wird und so, dass die üblen Säfte in ihm nicht gereinigt werden ...«

Linse:

»Die Linse ist kalt und vermehrt, wenn sie gegessen wird, weder das Mark des Menschen noch das Blut noch sein Fleisch, und sie verleiht ihm auch keine Kräfte, aber sie sättigt nur den Bauch und füllt ihn mit Wertlosem. Sie reizt die kranken Säfte in den Menschen zum Sturm.«

Schwein:

»Das Schwein ist warm und hat eine hitzige Natur in sich, und es ist schleimig, weil keine Kälte es reinigt. Und es ist etwas eitrig und ist immer fressgierig, und daher kümmert es sich nicht darum, was es frisst, und manchmal frisst es auch Unreines ... Und es ist ein unreines Tier, weshalb sein Fleisch nicht gesund ist, sondern verdreht, und es ist weder für gesunde noch für kranke Menschen gut zu essen, weil es im Men-

schen weder Schleim noch andere Schwächen mindert, sondern vermehrt, weil seine Wärme sich zur Wärme des Menschen hinzufügt, und dies erregt im Menschen Stürme in seinen Sitten und Taten, was schlecht ist ...«

Sonstige »Gifte« in Nahrungsmitteln:

Neben diesen spezifischen Nahrungsmitteln sollte man zudem folgende Speisezusätze sowie Nahrungsmittel, die mit diesen Speisezusätzen vom Hersteller versetzt sind, aus der täglichen Ernährung streichen, weil sie in das Gleichgewicht der Säfte eingreifen können und so das für die Gesundheit wichtige harmonische Zusammenspiel der Säfte im Körper stören:

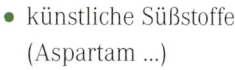

- künstliche Süßstoffe (Aspartam ...)
- Lebensmittelfarben
- künstliche Aromen und Geschmacksstoffe
- Konservierungsstoffe
- unter Zusatz von Phosphat hergestellte Lebensmittel
- begaste sowie radioaktiv bestrahlte Nahrungs- und Genussmittel
- gentechnisch veränderte Nahrungsmittel
- Fleisch von Tieren, denen gentechnisch veränderte Organismen verfüttert wurden
- Fleisch von genetisch veränderten Tieren

Lebensmittel mit diesen Zusatzstoffen sowie gentechnisch veränderte Nahrungsmittel, deren Einfluss auf den menschlichen Organismus noch nicht ausreichend bekannt und erforscht ist, sollten grundsätzlich gemieden werden. Oft lassen sich erst nach Jahren des Gebrauchs ihre schädigenden Einflüsse erkennen (»die vermeintliche Erkenntnis von heute ist der sichere Irrtum von morgen«). Daher sollten wir diese Stoffe vorerst grundsätzlich meiden.

Wer mit offenen Augen unsere Lebensmittelläden und die Lebensmittelabteilungen der kleinen und großen Einkaufszentren durchstreift, wird verwundert sein, wie wenige Waren aus dem großen Angebot frei von diesen Zusatzstoffen sind. Das bedeutet gleichzeitig, dass wir wieder lernen müssen, einen großen Teil unserer Nahrungsmittel selbst herzustellen bzw. im Garten selbst anzubauen. Auch auf die Zubereitung unserer Nahrung in der Mikrowelle sollte verzichtet werden.

Universal-Heilmittel

In der Regel sind die Heilmittel Hildegards dazu bestimmt, ein in Unordnung geratenes Säfteverhältnis im Körper wieder ins Gleichgewicht zu bringen. Doch auch hier kennt sie verschiedene Rezepturen, die sowohl von Gesunden als auch von Kranken gleichermaßen verwendet werden können. Bei den Kranken bewirken sie, dass die Säfte wieder ins Gleichgewicht kommen, bei Gesunden stabilisieren sie das Säftegleichgewicht.

Zu diesen Heilmitteln zählen: die Frühjahrswermutkur (Rezept siehe Wermut), das Sivesanpulver (Rezept, siehe Fenchel), Dinkelkorn (siehe Dinkel) und die Goldkur. Die Goldkur ist als einziges »Universalmittel« nicht im Rezeptteil zu finden, sie sei aber hier der Vollständigkeit halber angeführt:

Hildegard schreibt:

»Das Gold ist warm und es hat eine gewisse Eigenschaft wie die Sonne und es ist von der Luft. ... Aber ein Mensch, der vergichtet ist, nehme Gold und koche es so, dass kein Unrat in ihm sei und dass ihm nichts fehle (abege), und so mache er es zu Pulver, das heißt, er mahle es. Und dann nehme er etwas feinstes Weizenmehl, so viel wie auf die Hälfte der Handfläche passt, und verknete das mit Wasser, und gib diesem Teig von jenem Goldpulver im Gewicht von einem Obulus bei und iss das nüchtern am frühen Morgen. Und am nächsten Tag mache er wiederum mit dem Mehl und dem Goldpulver ein Plätzchen und esse das am selben Tag nüchtern. Und das Plätzchen, das auf diese Art bereitet und verspeist wurde, hält die Gicht für ein Jahr von ihm fern (in Schranken). Und dieses Gold bleibt für zwei Monate in seinem Magen, und es reizt den Magen nicht und macht ihn nicht geschwürig, sondern wärmt und reinigt ihn ohne Gefahr für diesen Menschen, wenn er kalt und verschleimt ist. Und wenn ein gesunder Mensch das macht, dann erhält es ihm die Gesundheit, und wenn er krank ist, wird er wieder gesund sein.«

Indikation:

Universalmittel zur Erhaltung der Gesundheit:
Unterstützend bei Gicht, Rheuma, Arthritis, Arthrose; zur Reinigung des Magens, zur Normalisierung des Hungergefühls; unterstützend zur Regulierung des vegetativen Nervensystems, zur Optimierung des Wärmehaushaltes, zur Regulierung und Aktivierung des hormonellen Systems.

Rezept

- 2-mal 0,6 g Goldpulver
- 2-mal ½ Handvoll feines Weizenmehl
- Wasser

Erster Tag:

Die Menge Feinmehl, die auf eine halbe Handfläche passt, mit etwas Wasser zu einem knetfähigen Teig verrühren. Diesem Teig wird ein Päckchen Goldpulver zu 0,6 g untergeknetet. Den nun fertigen Goldmehlteig essen wir am ersten Tag frühmorgens nüchtern etwa ½ Stunde vor dem Frühstück.

Zweiter Tag:

Wir bereiten denselben Teig auf dieselbe Art und Weise wie am Vortag und formen aus dem Goldmehlteig einen Keks oder einen kleinen Fladen.
Diesen backen wir ca. 5–10 Minuten bei 180 °C. Den fertigen Goldkeks essen wir auf nüchternen Magen etwa eine halbe Stunde bis eine Stunde vor dem Frühstück. Fertig ist die Goldkur.

Bei den meisten Hildegard-Heilmitteln bilden Pflanzen die wirksamen Bestandteile. Das hat für die Selbstherstellung von Medikamenten gewisse Vorteile:

1. Manche Pflanzen sind in der freien Natur in großen Mengen vorhanden und können da gesammelt werden, ohne den Bestand zu gefährden.

2. Andere breiten sich von selbst seit Jahren als »Unkraut« im Garten aus und sind somit jederzeit verfügbar.

3. Einen Teil der Heilpflanzen können wir selbst in unserem Garten oder in Balkonkästen kultivieren, um sie zur Heilmittelherstellung parat zu haben.

Dadurch sind wir weitgehend unabhängig, wissen um die Herkunft, die Anbau- und Erntemethoden.

Aber wo so viele Vorteile zusammentreffen, da muss auch irgendwo der Wurm drin sein. Nun, ich weiß nicht, ob's wirklich ein Wurm ist oder ein Geschenk; so manche Pflanze, die wir für unsere Heilmittel benötigen, steht unter Naturschutz. Das heißt: Wir dürfen diese Pflanzen nicht aus Wildsammlungen verwenden! Für uns bedeutet das: Wir müssen diese Heilkräuter im Garten ziehen und für ihre Vermehrung sorgen, damit wir genügend Pflanzen zur Herstellung unserer Hausmittel und zum Trocknen für einen kleinen Vorrat haben.
Mit überschüssigen Pflanzen können Biotope bereichert werden. Durch die Neubepflanzung mit Heilkräutern vergrößern wir die Artenvielfalt in der Natur und das Nahrungsangebot für Insekten. Somit leisten wir auch einen Beitrag zum Naturschutz.
Aber wir können nicht alles, was wir für unsere Heilmittel brauchen, selbst kultivieren. Manche Pflanzen stammen aus tropischen Ländern und gedeihen in unserem rauen Klima nicht. Diese müssen wir uns in Apotheke, Reformhaus, Drogerie oder Naturkostladen besorgen.

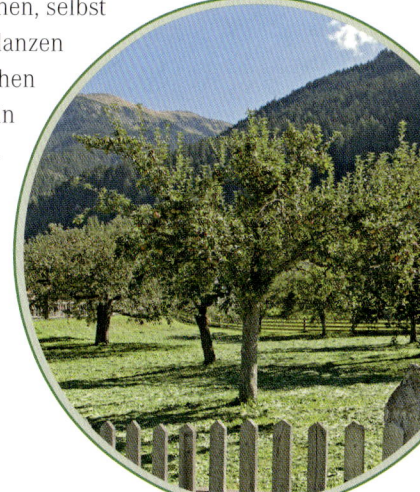

Die Kultivierung der Heilpflanzen

Der Anbau von Heilpflanzen im eigenen Garten hat eine lange Tradition. In Kloster- und Bauerngärten wurden heilkräftige Pflanzen kultiviert und zur Herstellung von Salben, Pflastern, Tees, Tinkturen und anderem verwendet. So manche Heilpflanze wurde aus dem Ausland eingeführt und in unseren Gärten heimisch gemacht, denn der Import ausländischer Waren war teuer und eine Reise war damals beschwerlich und dauerte im Vergleich zu heute ungleich länger. Der Heilkräuteranbau im eigenen Garten hat auch heute noch seine Berechtigung, da

- durch ökologischen Anbau die Umwelt geschont wird und qualitativ hochwertige Grundstoffe zur Eigenherstellung der Heilmittel erzeugt werden,
- sich jeder mit Heilkräutern versorgen kann, die selbst im Fachhandel nicht erhältlich sind,
- die intensive Auseinandersetzung mit der Natur und die Arbeit an der frischen Luft eine heilende Wirkung auf Leib und Seele ausüben.

Wer jedoch nicht die Möglichkeit zum Selbstanbau hat, kann sich einen Großteil der Heilkräuter in Apotheke, Drogerie, Reformhaus oder Naturkostladen besorgen.

Wer aber sein Glück mit dem Kräuteranbau versuchen will, dem sollen die nun folgenden Ratschläge eine kleine Hilfe sein. Grundsätzlich ist jeder Garten und jede Gartenerde zur Kultivierung von Heilpflanzen geeignet.

Bei vielen Heilpflanzen haben wir die Auswahl:

- entweder sie bereits als vorgezogene Topfpflänzchen im Garten einzusetzen, was in de Regel vorzuziehen ist,
- oder sie selbst aus Samen zu ziehen.

Die einfachere Methode ist natürlich, sich die Pflanzen in einer Gärtnerei zu kaufen und zu Hause im Garten einzusetzen. Bei der Standortwahl richten wir uns nach den Pflanzhinweisen der Gärtnerei.

Manche Heilpflanzen können auch als Balkon oder Kübelpflanzen gehalten werden. Diese Art und die Möglichkeit dieser Kultur möge man in einer Gärtnerei erfragen.

Ungleich schwieriger ist es, Heilkräuter aus Samen zu ziehen; da aber von gewissen Pflanzen nur Samen erhältlich sind, will ich auch auf diese Art der Anzucht eingehen. Dazu soll man wissen, dass jeder Samen einen keimhemmenden Stoff enthält, der verhindert, wie der Name schon sagt, dass der Keim im Samen zu wachsen beginnt. Wenn der Stoff unwirksam wird, beginnt der Keimling, sich zu entwickeln. Dieser Hemmstoff wird bei verschiedenen Pflanzen auf unterschiedliche Art zerstört und abgebaut.

Wir unterscheiden:

- Frostkeimer (auch als Kaltkeimer bezeichnet),
- Warmkeimer,
- Lichtkeimer und
- Dunkelkeimer.

Ein Frostkeimer braucht Temperaturen um 0 °C, um das keimhemmende Hormon abbauen zu können. Es wäre aber unsinnig, eine Pflanzschale mit Frostkeimern in die Gefriertruhe (-18 °C) zu stellen, weil durch diesen plötzlichen Temperatursturz, der in dieser extremen Form in der Natur niemals vorkommt, der Samen zerstört wird.

Man sät am besten im Herbst, stellt die Anzuchtschale im Winter in den Garten oder auf den Balkon und bedeckt die Erde mit Schnee.

Warmkeimer benötigen zur Entwicklung eine Temperatur zwischen 10 und 20 °C. Manchen Warmkeimern schadet eine Kälteperiode nicht, bei anderen wiederum wird die Keimkraft dadurch zerstört.

Wie gehen wir nun bei der Anzucht aus Samen vor? Wir nehmen eine Anzuchtschale (Holz, Ton) und füllen sie mit feiner Gartenerde, der etwas Kompost und Sand beigegeben werden kann.

Nun verteilen wir die Samen auf die Schale. Je nach Anzuchtanweisung wird der Samen

- auf der Erde verteilt und angedrückt (Lichtkeimer),
- verteilt und mit etwas Erde bedeckt (Dunkelkeimer),
- in kleine Furchen gelegt und mit Erde bedeckt und anschließend mit einem Wasserzerstäuber gegossen.

Manche Samen werden nur in feuchten Sand eingelegt, weil dieser die Keimung beschleunigen kann.

Winzige Samen werden vor dem Aussäen mit feinem Sand sorgfältig gemischt, um eine bessere Verteilung zu gewährleisten. Nach der Aussaat heißt es, die Erde oder den Sand stets feucht zu halten; und nun beginnt das große Warten! Es gibt Samen, die ziemlich rasch keimen; aber es ist auch möglich, dass der Samen ein Jahr und länger in der Erde liegt, ohne ein Lebenszeichen von sich zu geben. Hier heißt es, Geduld bewahren und die Anzuchtschale nicht wegwerfen!

Nach dem Aufgehen werden die kleinen Pflanzen möglichst behutsam (am besten mit der Pinzette) in Töpfchen vereinzelt und ab Mai nach den letzten Nachtfrösten ins Freiland gesetzt. Der Boden sollte unkrautfrei gehalten werden und je nach Pflanzenart ist für eine gute Bewässerung zu sorgen.

Die Zeit der Aussaat

Für den Zeitpunkt der Aussaat erhalten wir bei Hildegard einen Hinweis:

»Was bei abnehmendem Mond geerntet und dann zur Aussaat verwendet wird, keimt und wächst zwar langsamer, bringt auch weniger Halm, liefert aber größeren Ertrag an Korn, wie wenn es bei wachsendem Mond geschnitten worden wäre.«

Dieser Teil des Kapitels zeigt uns ganz klar, dass wir schon bei der Ernte des Samens auf den Mondstand achten müssen, weil dieser den Samen bereits für die nächste Vegetationsperiode vorprogrammiert.

Bei abnehmendem Mond geernteter Heilkräutersamen (auch Getreide, Blumen-, Grassamen …) keimt und wächst langsamer, aber liefert uns wieder eine ganze Menge Samen zum Anbau für das nächste Jahr.

»Jeder Samen, der bei zunehmendem Mond gesät wird, keimt schneller, wächst rascher und bringt mehr Grünmasse.«

Wenn wir viel Kraut haben wollen, müssen wir den Samen – auf dessen Erntezeitpunkt wir in den meisten Fällen ja ohnehin keinen Einfluss haben – bei zunehmendem Mond aussäen.

Dasselbe gilt natürlich auch für die Einsaat von Wiesen.

Wir sehen, es gibt viele Einflüsse, die das Wachstum unserer Pflanzen beeinflussen. Nicht nur Bodenfeuchtigkeit, Temperatur und Lichtverhältnisse haben einen Einfluss auf das Gedeihen unserer Heilpflanzenkultur; auch der Mond hemmt oder fördert die Keimung und sorgt für das Wachstum!

Standorte der Pflanzen

Nicht jede Pflanze verträgt jedes Klima. Wie für die Keimung, so spielen auch für die spätere Entwicklung der Pflanzen Licht-, Boden-, Feuchtigkeits- und Temperaturverhältnisse eine wesentliche Rolle.

Pflanzen, die ihren natürlichen Standort in Wäldern haben, werden wir unter Gartenhecken, Obstbäumen oder Beerensträuchern pflanzen oder an die Nord- oder Nordwestseite von Gebäuden. Wasserliebenden Pflanzen müssen wir einen feuchten Standort geben, z. B. am Gartenteich. Sonnenliebende Pflanzen benötigen unbeschattete Stellen, z. B. an der Südseite von Gebäuden.

Heilkräuterernte

Wenn wir unsere Pflanzen im Garten kultiviert haben, müssen wir sie früher oder später ernten, um sie zur Herstellung unserer Heilmittel vorrätig zu haben.

Von den Heilpflanzen verwenden wir wie im Text (Rezept) angegeben:

- das Kraut (alle oberirdischen Pflanzenteile: Stengel, Blätter, Blüten), Ernte: meist zu Beginn der Blüte
- die Blätter, Ernte: vor oder während der Blüte
- die Blüten, Ernte: während der Blüte
- die Blütenknospen (Apfelbaum), Ernte: unmittelbar vor dem Aufbrechen der Blütenknospen
- die Früchte und Samen, Ernte: bei vollem Reifezustand
- unterirdische Pflanzenteile (Wurzel, Wurzelstock, Zwiebel), Ernte: in der Regel im Herbst oder im zeitigen Frühjahr

Alle Pflanzenteile werden entweder frisch verarbeitet (zu Salben, Elixieren, Tinkturen, Kräuterhonig ...) oder getrocknet und später in Kombination mit anderen Kräutern und Zusätzen oder für sich alleine als Heilmittel zubereitet und verwendet.

Werden die Pflanzen frisch verarbeitet, dann richten wir uns bei der Ernte nach den Hinweisen Hildegards, die uns dazu folgenden Rat gibt:

»Vom Sammeln der Kräuter. Edle und heilkräftige Kräuter, die bei zunehmendem Mond von der Erde abgeschnitten oder mit der Wurzel ausgezogen werden, sind voller Saft (und Kraft) und eignen sich daher besser zur Herstellung von Latwergen, Salben und jeglicher Arznei, als wenn man sie bei abnehmendem Mond erntet.«

Diese bei zunehmendem Mond geernteten Pflanzen und Pflanzenteile verarbeiten wir frisch in unserer Kräuterküche. Wir stellen daraus sofort das Heilmittel (Salben, Elixiere, Tinkturen, Kräuterhonig ...) her und bewahren dieses bis zur späteren Anwendung auf.

Aber auch die Pflanzen, die wir trocknen wollen, ernten wir bei zunehmendem Mond, weil sie und die daraus hergestellten Medikamente heilkräftiger sind. Allerdings müssen wir bei der Trocknung besonders sorgfältig vorgehen, da das Trockengut – wie wir bei Hildegard lesen – »vollsaftig« ist. Es enthält mehr Feuchtigkeit als Pflanzenmaterial, das bei abnehmendem Mond geerntet wurde.

Um zu vermeiden, dass die zu trocknenden Pflanzenteile, ob Kraut, Blüten, Blätter oder Wurzeln, schimmelig werden, müssen wir dafür sorgen, dass wenigstens die Witterung gute Voraussetzung für die Trocknung bietet.

Deshalb sammeln wir unser Trockengut

- bei trockenem Wetter (2–3 Tage regenfrei),
- nur an sonnigen, warmen Tagen, nachdem der Tau von den Pflanzen verschwunden ist.

Die so geernteten Pflanzen werden luftig in geeigneten Räumen (luftiger, warmer Dachboden – Fenster öffnen!) oder im Freien im Schatten aufgelegt, um durch eine rasche Trocknung die gute Qualität zu erhalten.

Im Kapitel über den Sanikel beschreibt Hildegard, wie Heilpflanzen getrocknet werden können:

»... Aber trockne auch Sanikel an der Sonne, damit seine Kräfte nicht vermindert werden, weil die Sonne die Heilkräfte der Kräuter nicht wegnimmt, wenn sie in ihr getrocknet werden, jedoch das Feuer tut dies. ...«

In der Sonne sollten vor allem derbe Pflanzenteile wie Rinde, Wurzeln und Samen getrocknet werden. Die natürliche Trocknung ist der künstlichen vorzuziehen, wo dies möglich ist.

Wurzeln werden vor dem Trocknungsvorgang sorgfältig von Erde befreit (abwaschen, abbürsten), abgetrocknet, geschnitten und so zerkleinert auf dem Trockenrahmen ausgelegt.

Bei der Trocknung wird den Pflanzen Wasser entzogen. Zu diesem Zweck ist es wichtig, dass warme, trockene Luft allseits an die Pflanzenmasse herankommt.

Zum Auslegen der Pflanzen verwenden wir einen hölzernen Rahmen, der einseitig mit einem Drahtgeflecht oder ähnlichem (Jute-, Baumwoll-, Leinengewebe oder Packpapier) bespannt ist. Die Dichte der Bespannung ist dabei so zu wählen, dass auch kleine getrocknete Pflanzenteile nicht durchfallen können. Mehrere Trocknungsrahmen können zu einem Trocknungsregal zusammengestellt werden. Je nach Machart werden die Rahmen in ein Regal geschoben oder direkt übereinandergestellt.

Zur Beschickung der Rahmen gelten folgende Richtwerte:

- **Rinden und Wurzeln:** nicht mehr als 1000–1500 g pro qm Trockenfläche
- **Kraut oder Blätter:** nicht mehr als 500–800 g pro qm Trockenfläche
- **Blüten:** nicht mehr als 200–400 g pro qm Trockenfläche

Der Trocknungsvorgang dauert – je nach Wetter und Beschaffenheit des Trockengutes – zwischen 3 und 14 Tagen im Sommer und zwischen 10 und 30 Tagen im Frühjahr und Herbst. Es besteht auch die Möglichkeit der künstlichen Trocknung. Dabei wird angewärmte Luft (nicht über 40 °C!) am Trockengut vorbeigeleitet, die das Wasser entzieht. Auf sie wird man vor allem im zeitigen Frühjahr, in regenreichen Zeiten und im Spätherbst zurückgreifen. Dazu geeignete Dörrapparate sind im Fachhandel erhältlich.

Die fertig getrockneten Kräuter werden in Packpapiertüten, Dosen oder dunklen Gläsern an einem trockenen und temperierten Ort aufbewahrt.

Unsere »Laborausrüstung«

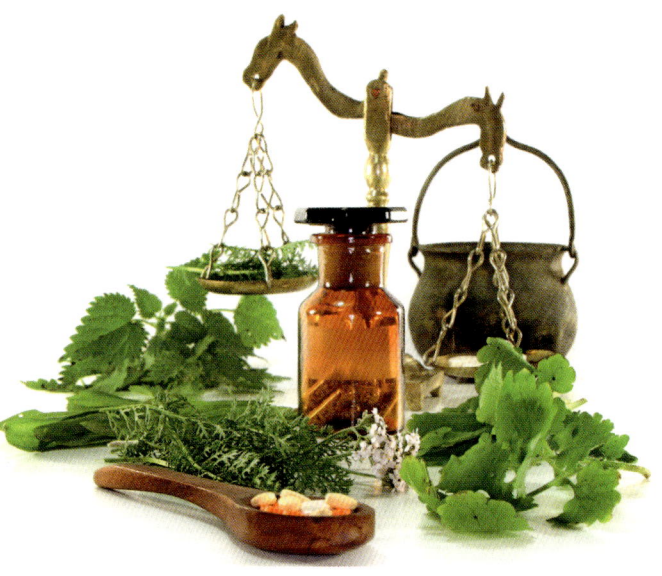

Zur Anfertigung von Heilmitteln benötigen wir gewisse Gerätschaften und Kenntnisse. Einen Großteil unserer Laborausstattung finden wir bereits im eigenen Haushalt, wie z.B.:

1. Kochtopf
2. Kochherd, Ofen, Feuerstelle
3. Werkzeuge zum Zerkleinern und Aufbereiten der Zutaten
4. Geräte zum Wiegen und Messen
5. Schönungsmittel
6. weitere hilfreiche und zum Teil vorgeschriebene Hilfsmittel
7. Lagerbehälter und Etiketten

1) Kochtopf

Zur Grundausstattung unseres kleinen Arzneimittellabors – wenn ich das so bezeichnen darf – gehört ein Kochtopf (oder mehrere). Dieser sollte aus Stahl sein, da Hildegard dem Stahl besondere Heilkräfte zuspricht.

»... Und wenn du den Verdacht hast, dass Speise oder Trank vergiftet sind ..., stecke heimlich einen erhitzten Stahl hinein, und wenn Gift darin ist, dann mindert er die Giftwirkung, indem er es abschwächt.«
Wir werden zwar keinen vergifteten Wein für unsere Elixiere verwenden, aber wer kann schon 100%ig behaupten, dass unsere – auch biologisch erzeugten – Weine frei von Umweltgiften sind? Der Regen fällt auch auf den Boden ökologisch wirtschaftender Bauern – es wär schlimm, wenn's nicht so wär – und dieser trägt auch zum Schadstoffeintrag in den Boden und letztlich auch in den Pflanzenbestand bei.

Der Stahlkochtopf soll uns ein wenig helfen, die Wirkung der Umweltgifte abzuschwächen. Die täglichen Mahlzeiten können und sollen natürlich auch darin zubereitet werden.

Wer emaillierte Töpfe hat, kann diese zum Kochen der Elixiere natürlich auch bedenkenlos verwenden. Zum Veraschen hingegen sind diese nicht geeignet, weil die Emailleschicht durch die hohe Temperatur zerstört wird. Für diese Zwecke genügt ein Topf aus Eisen, der jedoch keinen Griff aus Holz oder Kunststoff haben sollte. Teflon- oder anderweitig mit Kunststoff beschichtetes Geschirr sollte nicht verwendet werden.

2) Kochherd, Ofen, Feuerstelle

Zu Hildegards Zeiten hat es mit Sicherheit noch keinen elektrischen Küchenherd, keine Induktionsplatten und keine Mikrowelle gegeben. Wenn es irgendwie möglich ist, werden wir auf diese Kochstellen verzichten. Bei der Verwendung eines elektrischen Küchenherdes oder einer elektrischen Kochplatte lässt sich im Notfall und wenn nicht anders möglich (Stadtwohnung, kein Kaminanschluss ...) ein Auge zudrücken. Der Mikrowellenherd ist zur Heilmittelherstellung völlig ungeeignet!

Die Heilmittel kochen wir also auf einem Holz- oder Gasofen (auch Spirituskocher). Auch der Abbrand bestimmter Holzarten hat – so Hildegard – eine gewisse Heilwirkung auf den Menschen. Der Feuerschein von Ulmenholz hat z. B. eine lindernde Wirkung auf gichtgeplagte Menschen. Für uns wäre aber anderes Holz viel wichtiger, nämlich das Holz von der Hage- oder Hainbuche. Hildegard beschreibt die Wirkung von brennendem Hainbuchenholz folgendermaßen:

»Denn wenn die Hainbuche und andere Hölzer, in denen ein gewisses Gedeihen zur Schau getragen wird, ... in einem Haus im Feuer brennen, ziehen sich dort die Luftgeister und die teuflischen Täuschungen zurück und flüchten abweisend, weil sie dort ein gewisses Gedeihen bemerken.«

Das ist der eigentliche Grund für meine Forderung, die Heilmittel auf Holzöfen zuzubereiten.

Wir wissen nicht, was Hildegard unter Luftgeistern versteht, aber so viel steht fest, dass diese dem Menschen schaden und ihn täuschen wollen, und Täuschungen (Verlesen in der Rezeptangabe, falsche Zutaten, falsche Zubereitungsart) können wir bei der Arbeit nicht brauchen! Holzarten, vor denen Luftgeister fliehen, sind: Zypresse, Tanne, Ulme, Hainbuche. Diese sollen speziell zur Befeuerung dienen, wenn Heilmittel hergestellt werden. Auch kann man ab und zu ein Körnchen Weihrauch auf der Platte verräuchern lassen, weil dieser »die Augen erhellt und das Gehirn reinigt«. Wer braucht das nicht?

Der Weihrauch kann mit etwas Hirschhornpulver versetzt werden und hat dann folgende Wirkung:

»Und sein Geruch, den es von der Stärke hat, die das Geweih in sich trägt, vertreibt die harten Geister und unterdrückt Zaubereien und verseucht schlimmes Gewürm.«

Ob unter »schlimmem Gewürm« Bakterien und andere Krankheitserreger gemeint sind oder lästige Mitmenschen, die einen ständig an der Arbeit hindern, weiß ich nicht. Ich vermute aber, dass diese Weihrauchmischung eine stark desinfizierende und reinigende Wirkung hat.

3) Werkzeuge zum Zerkleinern der Zutaten

a) Kaffeemühle

Omas alte, handbetriebene Kaffeemühle wird wieder gebraucht! Und zwar zum Zerkleinern unserer Heilmittelzutaten, wie zum Beispiel getrocknete Früchte – und Wurzeldrogen, die wir mit der Kaffeemühle mahlen. Die meisten Mühlen sind verstellbar, d. h. der Feinheitsgrad des Mahlgutes kann verändert werden. Das brauchen wir, um einmal groben Schrot herstellen zu können (auch Dinkelschrot!) und zum anderen, um ganze feine Vorarbeit zu leisten, wenn bestimmte Pflanzen pulverisiert werden.

b) Reibschale oder Metallmörser (aus Edelstahl) mit Pistill

In der Reibschale werden dann die fein vorgeschroteten Pflanzenteile nochmals zerkleinert.
Dies geschieht mithilfe des Pistills. Zum Anstoßen von Früchten (z. B. Fenchel), Wurzeln oder Frischpflanzen verwenden wir den Metallmörser.

c) Wiegemesser, Fleischwolf oder Passierstab

Um Frischpflanzen zu zerkleinern, können wir sie mit dem Wiegemesser fein wiegen - das genügt zum Beispiel für den Akeleihonig. Zur Herstellung von Pflanzenbrei (z. B. Brennnesselöl) oder Pflanzensaft (z. B. Akeleisaft) bearbeiten wir die fein geschnittenen Pflanzenteile weiter in der Reibschale oder in Metallmörsern. Sollen größere Pflanzenmengen zerkleinert werden (z. B. bei der

Herstellung der Frühjahrswermutkur), verwenden wir den Fleischwolf, Passierstab, Frischpflanzenentsafter oder ein Küchengerät mit Rotationsmesser.

Auch diese Geräte können das Pflanzenmaterial so stark zerkleinern, dass es entsaftet werden kann. Wir benutzen sie aber nur, wenn wirklich größere Mengen anfallen.

Sonst nehmen wir die Reibschale, weil die Reinigungsarbeiten z.B. am Fleischwolf ungleich länger dauern als an der Reibschale.

4) Geräte zum Wiegen und Messen

a) Waagen

Alle Waagen eignen sich, wenn sie genau sind, im Prinzip gleich gut, um die Zutaten zu unseren Heilmitteln abzuwiegen. Es muss nicht unbedingt eine teure elektronische Apothekerwaage sein, aber eine Balkenwaage, eine Tafelwaage oder eine Waage mit Laufgewichten ist von gewissem Vorteil. Sie sind relativ genau und – was nicht ohne ist – sie funktionieren ohne Strom.

b) Messbecher, Einmalspritzen, Mehrwegspritzen mit Glaszylinder, Messzylinder

Um bestimmte Flüssigkeitsmengen abzumessen, benötigen wir das geeignete Geschirr. Kleine Mengen (1–50 ml) können mit einer Zylinderspritze (Spritze mit auswechselbarem, wiederverwendbarem Glaszylinder, der lange seine Dienste tut) oder mit einer Einmalspritze abgemessen werden. Auch Einmalspritzen dürfen beliebig oft wiederverwendet werden. Wir reinigen sie nach Gebrauch mit heißem Wasser.

Für Mengen von 50–1000 ml nehmen wir einen Messzylinder; wenn's genau sein soll, dann muss dieser geeicht sein. In den meisten Fällen genügt jedoch ein einfacher Messbecher, der sowieso in jedem Haushalt vorhanden ist. Manche Rezepte sind mit ungefähren Maßen angegeben; dort genügt es auch, z.B. 1 TL voll zu nehmen.

Zur Übersicht:

1 TL = ca. 5 ml
1 EL = ca. 15 ml
1 Likörglas = ca. 20 ml
1 g Wasser o. wässrige Lösung = ca. 20 Tropfen
1 g ätherisches Öl = ca. 50 Tropfen

5) Schönungsmittel

Hildegard schreibt oft in den Rezepten, dass das fertige Produkt »durch ein Tuch« gegossen werden soll. Sie beschreibt hier das Filtrieren der Elixiere zu einem »Klartrank«. Wir verwenden dazu ein Edelstahlsieb (fein- oder weitmaschig) und legen das mit einer frisch gewaschenen und gebügelten Stoffwindel (oder einem anderen natürlichen, ungebleichten und ungefärbten weitmaschigen Gewebe, z.B. Baumwolle oder Leinen) aus. Das kochend heiße Elixier wird nun durch dieses Tuch gegossen und sofort heiß in sterilisierte Flaschen abgefüllt und verschlossen. Kaffee- bzw. Papierfilter sollte man nicht verwenden, da sie für die Heilwirkung benötigte Inhalts- bzw. Trübstoffe ausfiltrieren können.

6) Weitere hilfreiche und nützliche Werkzeuge

- Kochlöffel, Esslöffel
- Tücher, Tinkturenpresse
- Untertassen
- Ziegelsteine (Biberschwanz-Dachpfannen, Schamotteplatten oder Tonscherben)

a) Den **Kochlöffel** brauchen wir, um unsere Elixiere umzurühren und die Kräuter im Wein zu verteilen. Mit einem Esslöffel können wir z. B. den Honigschaum vom erhitzten Honig abschöpfen.

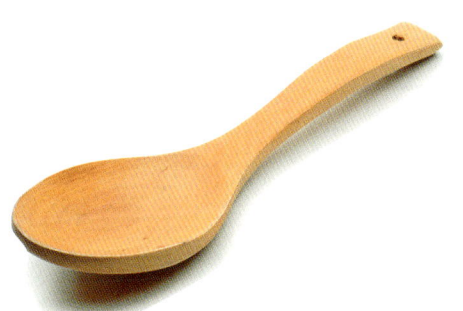

b) Tücher, Tinkturenpresse

Wollen wir den Saft von gewissen Pflanzen (z. B. Spitzwegerich – gegen Insektenstiche) herstellen, so müssen wir diesen aus dem vorher zerkleinerten Pflanzenmaterial (Wiegemesser, Mörser) auspressen. Das geschieht bei größeren Mengen mithilfe der Tinkturenpresse oder bei kleineren Mengen mit einem Tuch.

Bei der Tinkturenpresse wird mithilfe einer Spindel Druck auf das Pressgut ausgeübt, das in den Pressenbehälter eingefüllt wurde. Am Auslauf erscheint dann der frisch gepresste Saft.

Beim Pressen durch ein Tuch (z. B. Taschentuch oder Leinenstoff) werden die aufs Feinste zerkleinerten frischen Pflanzenteile in die Mitte des Tuches gelegt. Daraufhin nimmt man die vier Tuchzipfel in eine Hand und dreht das Tuch mit der anderen zusammen, wo-

durch auf das Pressgut Druck ausgeübt wird und der Saft abläuft. Säfte werden in der Regel durch Pasteurisieren, Einfrieren oder Alkoholzusatz haltbar gemacht.

c) Untertassen oder kleine Schälchen

Diese benötigen wir, um die bereits fertig abgewogenen Kräuter bereitzustellen. So behält man den Überblick besser und sieht schneller, was noch fehlt.

d) Ziegelsteine (Biberschwanz-Dachziegel, Schamotteplatten oder Tonscherben)

Für manche Zubereitung beschreibt Hildegard, dass die Pflanzen auf einem heißen Ziegelstein getrocknet oder darauf verascht oder verräuchert werden sollen. Warum wir ausgerechnet Ziegelsteine verwenden sollen, beschreibt Hildegard im Kapitel »Vom Schwitzbad«. » ... Steine haben Feuer und verschiedenartige Feuchtigkeit in sich. Wenn sie ins Feuer gelegt werden, kann diese Feuchtigkeit in ihnen nicht restlos ausgetrieben werden, und es ist nicht heilsam, mit ihnen ein Schwitzbad zu machen, es ist aber viel gesünder, wenn man dazu Ziegelsteine verwendet, weil diese gebrannt und trocken sind, da ihre innere Feuchtigkeit, durch den Brand in ihnen, verzehrt und beseitigt ist.« Ziegelsteine enthalten also keine »subtile Feuchtigkeit« mehr, die dem Menschen schaden könnte!

e) Schneidebrett

Zum Zerkleinern unserer Kräuter benötigen wir neben einem scharfen Messer eine entsprechende, saubere Unterlage. Diese schont die Klinge des Messers und unsere Arbeitsfläche. Dazu eignen sich besonders Schneidbretter aus Holz. Sie sind Kunststoffbrettern vorzuziehen, weil das Holz, insbesondere Buchenholz, durch seine Inhaltsstoffe eine keimhemmende Wirkung hat. Stein ist als Schneidunterlage weniger oder nicht geeignet, weil er die Klinge sehr schnell stumpf werden lässt.

7) Flaschen, Fläschchen, Kruken, Dosen, Tüten

Für die Aufbewahrung unserer fertigen und halb fertigen Arzneimittel nehmen wir die im einschlägigen Handel und in den Apotheken erhältlichen Behältnisse. Flaschen werden unmittelbar vor dem Befüllen mit kochend heißem Wasser ausgespült. Arzneiflaschen können mehrfach wiederverwendet werden!

- **Flaschen:** 500 ml für Elixiere
- **Tropffläschchen** mit Tropfeinsatz oder Gießrand: ca. 20–50 ml für Tinkturen und ölige Zubereitungen
- **Kruken:** 30–100 g für Salben und Pulvermischungen
- **Packpapiertüten, Blechdosen** oder **Glasflaschen** mit Schliffstöpsel: zur Aufbewahrung der getrockneten Kräuter

8) Etiketten

Damit wir auch nach ein oder zwei Jahren wissen, was in den verschiedenen Gefäßen lagert, empfiehlt es sich, diese zu etikettieren.

Es sollten folgende Hinweise enthalten sein:

a) Was ist in der Flasche (z. B. Petersilien-Honig-Wein)?

b) Bei welchen Beschwerden hilft das Mittel (Indikation)?

c) Wann wurde die Flasche abgefüllt (Herstellungsdatum)?

d) Die Zusammenstellung des Mittels (Rezeptangabe)?

Herstellung von Heilmitteln

Die Zubereitung und Zusammenstellung von Heilmitteln, die wir in der Fachsprache als Galenik bezeichnen, hat eine lange Tradition. Der Name »Galenik« leitet sich von dem griechischen Arzt Galenus Claudius ab, der von 129 bis 201 nach Christus gelebt hat. Sein Wirkkreis war das antike Rom. Er erwähnt als Erster pharmazeutische Präparate wie Tinkturen, Latwerge, Salben und Pflaster, deren Zusammenstellung er selbst vorgenommen und die er dann vermutlich auch selbst hergestellt hat oder herstellen ließ.

Streng genommen ist ein arzneilich wirkender Stoff noch keine Arznei. Er muss erst vorschriftsmäßig bearbeitet werden, damit er als Heilmittel eingenommen werden kann.

Dazu folgendes Beispiel:

Die ganze rohe Enzianwurzel ist noch keine Arznei! Sie muss erst in die richtige Form gebracht werden, damit wir sie anwenden können; d.h. wir müssen sie erst waschen, zerkleinern, trocknen – und im Fall der Hildegard-Medizin – pulverisieren, um das Pulver, die Arznei, als fertiges Mittel über eine Suppe gestreut, einnehmen zu können. So einfach ist das!?

Wenn auf den nächsten Seiten des Öfteren der Begriff »Drogen« fällt, dann sind damit keine Rauschmittel gemeint! Als Drogen bezeichnen wir allgemein frische oder getrocknete Pflanzenteile, die wir für unsere Zubereitungen benötigen.

Noch ein paar Überlegungen, bevor wir an die Arbeit gehen:

Uns ist es anfangs schon mal aus Übereifer passiert, dass wir mit der Herstellung eines Mittels begonnen haben und dann mittendrin feststellen mussten, dass dieser oder jener Zusatz fehlte. Um dem vorzubeugen, richten wir alle Zutaten vorher auf Untertassen oder in entsprechenden Gefäßen getrennt zurecht. So können wir uns vor Überraschungen während der Arbeit absichern. Dasselbe gilt natürlich für das benötigte Werkzeug. Auch das legen wir zurecht, bevor wir mit der Arbeit beginnen.

Nun gehen wir das Rezept in Gedanken Schritt für Schritt durch und vergleichen, ob alles zur Herstellung bereitliegt. Wenn nichts mehr fehlt, dann können wir mit der Arbeit beginnen.

Nochmal alles in Kürze:

1) Rezept aufschlagen und durchlesen (am besten den Hildegard-Text vorher lesen!).
2) Alle Zutaten abwiegen oder abmessen und mit den benötigten Utensilien griffbereit zurechtlegen.
3) Das Rezept in Gedanken Schritt für Schritt noch einmal durchgehen.

Pulver

In der Hildegard-Medizin benötigen wir eine ganze Reihe von Pulvern. Wir unterscheiden Pulver, die aus einer Pflanze hergestellt werden, und Pulver, die mehrere Bestandteile, also mehrere Pflanzen, enthalten.

1) Pulver, aus einer Pflanze hergestellt

Die Pflanze oder entsprechende Pflanzenteile werden zerschnitten und getrocknet. In getrocknetem Zustand werden sie durch die Kaffee- oder Körnermühle gemahlen. Häufig genügt es, das Pulverisiergut in der Mühle auf der feinsten Einstellung durchzumahlen, um ein Pulver zu erhalten, das unseren Ansprüchen genügt.

2) Pulver, die mehrere Bestandteile enthalten

- Wir verfahren bei den Vorarbeiten (schneiden, trocknen …) wie beim einfachen Pflanzenpulver. Bei den Hildegard-Rezepturen unterscheiden wir verschiedene Pulverisierungsvorschriften, an die wir uns halten sollten. So heißt es zum Beispiel, die Pflanzen sollen zusammen pulverisiert werden. Für uns bedeutet das, dass wir die Rohstoffe mischen, bevor wir sie in der Kaffeemühle zusammen pulverisieren.
- Oder: stelle ein Pulver her (pulverisiere das). Wir können verfahren, wie vorhin beschrieben, oder pulverisieren zuerst alle Pflanzen für sich und mischen danach die verschiedenen Bestandteile zu einem Pulver.

Wird ein Pulver aus mehreren verschiedenen Drogen oder bereits gepulverten Pflanzen hergestellt, dann müssen wir darauf achten, dass die Bestandteile einen ähnlichen Pulverisierungsgrad aufweisen, weil sich das Pulver sonst »entmischen« kann. Das bedeutet: Die größeren Teile setzen sich oben ab und die feineren wandern mit der Zeit nach unten. Damit uns das nicht passiert, sieben wir die gemahlenen Pflanzenteile durch ein feines Sieb. Was im Sieb hängen bleibt, wird weiter in der Reibschale bearbeitet, bis es ebenfalls durch das Sieb fällt.

Das Mischen der Pulver

Pulver mischen wir in der Reibschale. Dabei verfahren wir wie im folgenden Beispiel:

Um eine optimale Mischung zu erreichen, geben wir zuerst die anteilmäßig kleinste Pulvermenge in die Reibschale, fügen ungefähr den gleichen Gewichtsteil des nächstgrößeren Pulverbestandteils zu und vermischen diese miteinander. Diesem Gemisch geben wir wieder ungefähr die Gewichtsmenge an Pulver zu, die sich bereits in der Reibschale befindet, vermischen und fahren in dieser Weise fort, bis alle Bestandteile miteinander vermischt sind.

Beispiel: Pulver A 7 g; Pulver B 19 g; Pulver C 45 g

1. Mischvorgang:

> 7 g Pulver A + 7 g Pulver B

2. Mischvorgang:

> 14 g Pulvergemisch + 12 g Pulver B

3. Mischvorgang:

> 26 g Pulvergemisch + 26 g Pulver C

4. Mischvorgang:

> 52 g Pulvergemisch + 19 g Pulver C

Während des Mischvorgangs, der jeweils ca. 3 Minuten dauern soll, kratzen wir das Pulvergemisch mit einem Löffel von Rand und Boden der Reibschale ab.

Die fertigen Pulvermischungen bewahren wir trocken in einem gut schließenden, luft- und lichtgeschützten Gefäß (braune Weithalsflaschen) auf oder verarbeiten sie zu anderen Heilmitteln (z.B. Nervenkekse) weiter.

Die Pulver werden auch nach dem Feinheitsgradunterschieden. Man unterscheidet in der Pharmazie in der Regel 4 Feinheitsgrade der Pulverisierung, nämlich: grob, mittelfein, fein, sehr fein. Grobes Pulver kann durch ein Sieb mit einer Maschenweite von 0,8 mm, feines Pulver durch eine Maschenweite von 0,16 mm

gesiebt werden. Wir nehmen grobes Pulver, wenn wir es in Elixieren und anderen Zubereitungen weiterverarbeiten (z.B. Hirschzungen-Elixier); feines Pulver, wenn es in der Rezeptur verlangt wird (z.B. Sivesan).

Pflanzensäfte

Pflanzensäfte sind die Presssäfte von erntefrisch zerkleinerten Pflanzen. Diese Frischpflanzensäfte werden sofort eingesetzt (z.B. Spitzwegerichsaft bei Insektenstichen) oder zur Herstellung von Heilmitteln (Salben, Elixiere ...) verwendet oder mit Alkohol konserviert, um sie für einen späteren Zeitpunkt vorrätig zu haben.

Wenn wir die Pflanzensäfte selber herstellen, gehen wir folgendermaßen vor:

1) Das Sammeln der Pflanzen (siehe Rohstoffe – Pflanzen).

2) Das Sammelgut (in der Regel das Kraut) von fremden Bestandteilen (Unkräuter, Gras ...) reinigen, Erde durch Abklopfen entfernen (Wurzeln waschen und abtrocknen).

3a) Die frischen, gereinigten Pflanzen mit einem elektrischen Entsafter entsaften.

3b) Mit dem Wiegemesser die Pflanzenteile gut zerkleinern und anschließend in der Reibschale zerstoßen.

4) Den Pflanzenbrei entweder a) in ein Tuch einschlagen und durch Eindrehen des Pflanzenbreis den Saft abpressen oder b) den Pflanzenbrei in eine Tinkturpresse geben und mit dieser den Saft aus dem Pflanzenmaterial pressen.

5) Frischpflanzensaft, der nicht sofort benötigt wird, kann man einfrieren oder mit 90 %igem Weingeist aus der Apotheke im Verhältnis 1:1 haltbar machen.

Elixiere

Als Elixiere bezeichnen wir Zubereitungen, bei welchen Pflanzen, Pflanzenteile, Pulver oder Pflanzensäfte in Wein oder Wasser gekocht werden. In manchen Fällen wird der Abkochung noch während des Kochvorgangs Honig, Weinessig oder ein anderer Zusatz beigegeben.

In der Regel wird bei jedem Rezept im Originaltext die Herstellungsweise genau beschrieben.

Das fertige Elixier wird kochend heiß in sterile (mit kochend heißem Wasser ausgespülte) Flaschen bis zum Rand abgefüllt und sofort verschlossen. Wenn man »sauber« gearbeitet hat, dann hält sich das Elixier 1–2 Jahre und länger. Manche Elixiere müssen warm oder angewärmt getrunken werden (im Text vermerkt!). Für diesen Fall wärmen wir immer nur die Menge an, die wir für die Einnahme benötigen.

Salben

Als Salbengrundlage nehmen wir in der Hildegard-Medizin das Fett von Schaf, Ziege, Rind, Hirsch, Bär, Schwein sowie Kuhbutter (siehe Rohstoffe).

In der Regel werden Salben in der Reibschale mit dem Pistill angerührt. Die Innenwand der Reibschale sollte zu diesem Zweck glatt sein – im Fachhandel bezeichnet man diese Reibschalen als Fantaschalen. Ersatzweise kann man sich auch mit einer Schüssel oder einem Topf und einem Kochlöffel behelfen.

Zur Herstellung der Salben:

1) Die Salbengrundlage im heißen Wasserbad (d.h., das Gefäß, in dem die Salbe hergestellt wird, befindet sich in einem mit heißem Wasser gefüllten Topf, der auf einer Kochplatte steht) unter ständigem Rühren verflüssigen. Durch das Wasserbad vermeidet man eine zu schnelle und starke Erhitzung der Fette, da die Temperatur maximal bis zum Siedepunkt des Wassers (ca. 96–99°C) ansteigen kann.

2) Flüssige Zutaten evtl. leicht anwärmen, nach und nach zugeben und mit dem Fett gut verrühren. Feste Zutaten (z. B. Pulver) werden mit einer kleinen Menge flüssiger Salbengrundlage oder »Rosenolivenöl« angerührt.

3) Wenn alle Zutaten gut miteinander vermischt sind, nehmen wir den Topf aus dem Wasserbad und rühren weiter, bis die Masse erkaltet (Kaltrühren).

4) Die fertige Salbe füllen wir in Kruken ab und bewahren sie an einem kühlen Ort oder im Kühlschrank auf.

Kräuterhonig

Unter »Kräuterhonig« verstehen wir eine Zubereitung, bei der frisch geerntete und geschnittene oder getrocknete und gepulverte Kräuter in Honig eingerührt werden.

Wenn nicht anders im Rezept vermerkt, nehmen wir dazu ungekochten Honig (der nicht abgeschäumt wurde).

Zur Herstellung:

Wir stellen den Honig in ein Wasserbad und erwärmen ihn auf ca. 38–40 °C. Dabei wird er geschmeidig.

1) Kräuterpulver in Honig: Das Pulver (Galgant) in eine Reibschale mit ca. 1 EL Honig geben. Diesen verrühren wir sorgfältig mit dem Pulver. Wenn daraus ein relativ fester Klumpen entstan-

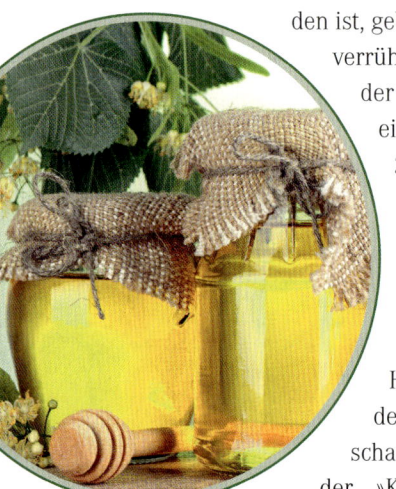

den ist, geben wir weiteren Honig zu, verrühren und fahren so fort, bis der ganze Honig in das Pulver eingearbeitet ist.

2) **Feingehackte Frischkräuter in Honig:** Die frisch geernteten Kräuter (Akelei) mit dem Wiegemesser fein schneiden und mit einem Löffel im Honig gut verteilen. Dank der konservierenden Eigenschaften des Honigs hält sich der »Kräuterhonig« lange und kann gut eingelagert werden.

Pflanzenaschen und deren Laugen

In der Hildegard-Heilkunde werden auch Aschen bzw. Laugen, die aus der Asche bestimmter Hölzer zubereitet wurden, angewandt. Die Asche soll stets das reine Verbrennungsprodukt eben nur aus diesem oder jenem Holz sein.

Es gibt drei Möglichkeiten, die Asche zu gewinnen.
Die erste Methode besteht darin, dass man das stark zerkleinerte Pflanzenmaterial gut an der Sonne trocknet. Diese ausgetrockneten Pflanzenteile werden mit einer Gasflamme (z.B. Feuerzeug) entzündet und unter Aufsicht zur Asche verbrannt. Das kann in einem vorher sorgfältig gereinigten Gartengrill, im offenen Kamin, in einem Holz-Kohle-Küchenherd oder auf einer Stein- oder Metallplatte geschehen. Keine Anzünderwürfel, Papier oder flüssige Brennstoffe zum Entzünden des Feuers verwenden! Die Verbrennungsrückstände werden − wenn sie erkaltet sind − in der Reibschale zerkleinert und in Gläsern aufbewahrt oder noch heiß zur Heilmittelherstellung (Rebaschenzahnpflege) verwendet.

Die zweite Methode, an die Pflanzenasche zu kommen, ist zwar zeitsparender, aber energieaufwendiger. Ich will sie hier nur beschreiben, weil so mancher nicht die Zeit hat zu warten, bis das Ausgangsmaterial gut getrocknet ist. In einen ausgesonderten, eisernen oder stählernen Kochtopf (ohne Kunststoffmaterial) geben wir das sorgfältig zerkleinerte Pflanzenmaterial.

Wegen der starken Rauchentwicklung zu Beginn der Veraschung erhitzen wir dieses im Freien auf einem Elektro- oder Gasofen auf höchster Stufe und rühren mit einem Metalllöffel ab und zu um. Wenn die Rauchphase vorüber ist, beginnen die Pflanzenteile zu glühen und zu veraschen. Die Energiezufuhr kann erst gestoppt werden, wenn alle Pflanzenteile zu Asche zerfallen sind. Das geschieht umso schneller, je kleiner sie geschnitten wurden.

Die erste Methode ist jedoch der zweiten vorzuziehen.

Die dritte Möglichkeit, Asche herzustellen, ist, die Kräuter, frisch oder bereits getrocknet, in einem kleinen Brenn- oder Muffelofen in einer feuerfesten Schale zu trocknen und die Temperatur dann langsam auf ca. 400 °C zu steigern. Über 400 °C sollte nicht erhitzt werden, weil dann die Asche am Gefäß anhaftet oder anschmilzt und kaum mehr abgekratzt werden kann. Auch hier entsteht viel Rauch, sodass dies auch im Freien durchgeführt werden sollte. Die Veraschung dauert je nach Pflanzenart und je nach Restfeuchtigkeit bis zu mehreren Stunden. Sie ist abgeschlossen, wenn eine möglichst helle bis weiße Asche zurückgeblieben ist.

Laugenherstellung

Die im Rezept angegebene Aschenmenge schütten wir mit dem vorgeschriebenen Lösungsmittel (Wasser oder Wein) in eine Weithalsflasche mit Schraubverschluss, die etwa zu ¾ gefüllt sein sollte. Nun schütteln wir ca. 1 Minute kräftig um, lassen das ganze ca. 5 Minuten absetzen und schütteln erneut durch. Um eine bessere Auswaschung der Asche zu erzielen, wiederholen wir diesen Vorgang an drei aufeinanderfolgenden Tagen. Nach dem letzten Umschütteln am dritten Tag lassen wir die Asche ca. 1 Stunde absetzen und gießen die überstehende Lauge vorsichtig ab.

Honigwürze

Hildegard beschreibt im Text die Honigwürze, die sie als »Trägersubstanz« zur Einnahme verschiedener Medikamente benutzt. Eine Honigwürze stellen wir folgendermaßen her:

Rezept

- 1 Wasser
- 1–3 EL Honig (je nach Geschmack)

Wir erwärmen das Wasser und lösen darin den Honig auf. Fertig ist die reine Honigwürze.

Zur Verbesserung können wir entweder Rosenblätter mitkochen oder Lakritzsaft (½ TL pro ½ Liter) zugeben. Wenn im Rezept ausdrücklich von reiner Honigwürze die Rede ist, so lassen wir den Lakritzzusatz weg!

Ölige Auszüge

Die Hildegard-Heilkunde kennt neben wässrigen Auszügen (Tees) auch ölige Auszüge.

Zur Herstellung nehmen wir ein Einmachglas mit Schnappverschluss und füllen es zu ¾ mit den frischen Pflanzenteilen (Apfelknospen, Brennnessel, Veilchen, Rosen). Nun Olivenöl zugießen, bis dies die Pflanzen ca. 2 Fingerbreit überdeckt.

Das Ganze lassen wir 1–3 Tage an der Sonne stehen. Anschließend stellen wir das Gefäß an einen kühlen, schattigen Platz und lassen die Kräuter noch für 3–4 Wochen in dem Öl liegen, schütteln es aber 1-mal täglich um.

Wenn der Auszug fertig ist, seihen wir das Öl durch ein Tuch oder ein Edelstahlsieb und bewahren es in lichtgeschützten Flaschen an einem kühlen Ort auf.

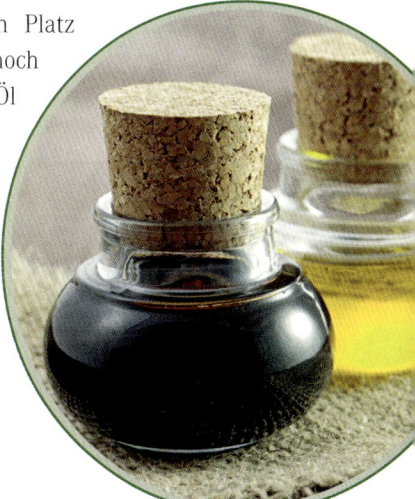

Zusätze, Ausgangsstoffe, Grundstoffe zur Heilmittelherstellung

Wein

Als Wein verwenden wir in der Hildegard-Medizin natürlich vergorenen Traubensaft, ohne jede andere Beimengung. Am besten ist es, Wein von einem ökologisch (biologisch) wirtschaftenden Winzer zu nehmen, da dieser

1) umweltschonend erzeugt wird (Vermeidung von Herbiziden, Pestiziden, Fungiziden, Insektiziden),

2) in der Regel verträglicher ist,

3) als Heilmittelgrundlage bereits eine gewisse Freiheit von Schadstoffen mitbringt.

Andere vergorene Säfte, z. B. Johannisbeerwein, Brombeerwein, Apfelwein, Kirschwein … usw. gelten in der Hildegard-Medizin nicht als Wein oder Weinersatz und finden keine Verwendung bei der Heilmittelherstellung!

Essig

Essig ist von Essigbakterien unter Sauerstoffeinwirkung umgesetzter Wein. Zur Heilmittelherstellung verwenden wir ausschließlich Weinessig, der zu 100 % aus umgesetztem Wein besteht. Diesen Essig besorgen wir uns im Reformhaus oder Naturkostladen. Auch hier soll man darauf achten, dass das Grundprodukt, der Wein, aus ökologisch orientiertem Anbau stammt.

Andere Essigsorten wie Branntweinessig, Obstessig, Apfelessig und Mischungen aus diesen Essigsorten oder Essig mit Kräuterzusatz (z. B. Estragon-Essig ...) verwenden wir zur Herstellung von Heilmitteln nicht! Weinessig können wir ganz leicht selbst herstellen. Dazu benötigen wir ca. 100 ml ungeschwefelten, naturreinen Wein. (Schwefelzusatz würde die Arbeit der Essigbakterien verhindern!). Diesen erwärmen wir auf 20–30 °C, geben 2–3 EL festen Sauerteig zu und lassen das Gefäß offen an einem warmen Ort stehen (über Heizkörper, in Ofennähe). Nach 1–2 Wochen ist der Wein von Essigsäurebakterien, die in jedem Sauerteig neben Milchsäurebakterien vorhanden sind, durchgesäuert. Dieser »Starterkultur« können wir nun ca. 1 Liter angewärmten Wein derselben Sorte zugeben und offen (luftig) an einem warmen Ort stehen lassen. Die Essigsäurebakterien setzen den Wein um. Wir erkennen das an der »Gärungsphase«, die erst aufhört, wenn der Wein vollständig zu Essig geworden ist. Auf der Oberfläche bildet sich eine weiße »Bakterienschicht«, die nach vollendeter Gärung auf den Boden des Gefäßes sinkt. Dieser Weinessig kann nun zur Herstellung unserer Heilmittel und zum »Impfen« zur weiteren Umwandlung von frischem Wein verwendet werden. In jedem Fall muss der Essig stark sauer schmecken und nach Essig riechen.

Honig

Zur Herstellung von Heilmitteln verwenden wir Blüten- oder Blatthonig. Der Unterschied zwischen beiden Honigarten besteht in der Ausgangssubstanz (Nektar).

- Blütenhonig ist in der Regel aus dem Nektar von Blüten (Bäumen, Wiesenblumen, Heide ...) zusammengesetzt.
- Blatthonig (Waldhonig, Tannenhonig ...) besteht in der Grundsubstanz aus der Ausscheidung gewisser Lachnidenarten (Blattläusen), die Saft aus den Pflanzen saugen und einen »süßen Tropfen« ausscheiden, den sich die Bienen holen und zu Honig umarbeiten.

Beide Honigarten (sowohl Blüten- als auch Blatthonig) sind zur Herstellung von Heilmitteln gleich gut geeignet. Auch beim Honig müssen wir auf Qualität achten! Honig ist nicht gleich Honig! Waldhonig ist nicht besser als Blütenhonig und umgekehrt!

Mancher im Handel erhältliche Honig stammt aus dem Ausland, wird mit einheimischem Honig verschnitten (vermischt) und wird als Wiesen-, Bienen-, Schleuder- oder ähnlicher Honig angeboten. Für unsere Zwecke ist dieser Verschnitt-Honig nicht geeignet, da der Auslandshonig in den meisten Fällen hoch erhitzt wurde. Oft ist der Weg zum nächsten Imker der kürzeste und beste Weg, um an einen Honig von guter Qualität zu kommen. So hat man einen Rohstofflieferanten oft schon um die Ecke.

Abgeschäumter Honig (mel depuratum)

Als Ausgangsprodukt für unseren »gereinigten Honig« nehmen wir Blüten- oder Waldhonig vom Imker. Diesen Honig geben wir in einen Kochtopf (Edelstahltopf) und erhitzen ihn, bis er brodelt, anschließend nehmen wir den Topf von der Flamme und lassen den Honig erkalten. Der Schaum, den der Honig beim Kochen ausgeworfen hat, setzt sich wieder und bildet auf dem Honig eine dünne Schicht – etwa vergleichbar mit der Haut auf gekochter Milch. Diesen Schaum entfernen wir mit einem Löffel, einem Holzspatel, einer Feder oder Ähnlichem. Nun erhitzen wir den Honig erneut, bis er kocht, lassen ihn wieder erkalten und heben erneut den Schaum ab, und so noch ein drittes Mal. Der Honig ist gereinigt, wenn sich kein Schaum mehr bildet. Meistens genügt ein zwei- bis dreimaliges Aufkochen und Abschäumen.

Wasser

Als Wasser verwenden wir entweder Leitungswasser (Nitrat nicht über 20 mg/l), wenn es von guter Qualität ist, oder Mineralwasser, das natrium- und kohlensäurearm sein sollte. In verschiedenen Rezepten wird hingegen Wasser aus einer frei fließenden Quelle verlangt. Hierbei verwenden wir Wasser, das aus einer nahe gelegenen Heilquelle stammt.

Olivenöl

Aus den Früchten des Ölbaumes (Olivenbaumes) ausgepresstes Öl. Wir besorgen uns kaltgepresstes Olivenöl aus Naturkostladen, Reformhaus oder Apotheke. Zur Herstellung von Heilmitteln bereiten wir uns aus dem Olivenöl ein »Rosenöl« (siehe Rose) und verwenden dieses, wo im Text Olivenöl angegeben ist.

Eine andere Möglichkeit, das »Rosenöl« herzustellen, ist kostspieliger, dafür aber einfacher und zeitsparender. Dazu nehmen wir 1 Liter Olivenöl und geben diesem 2–3 Tropfen echtes Rosenöl (kein künstliches!) bei. Die wenigen Tropfen Rosenöl genügen! Echtes Rosenöl ist sehr teuer und hoch konzentriert. Für 1 g echtes Rosenöl benötigt man ca. 3–4 kg Blütenblätter!

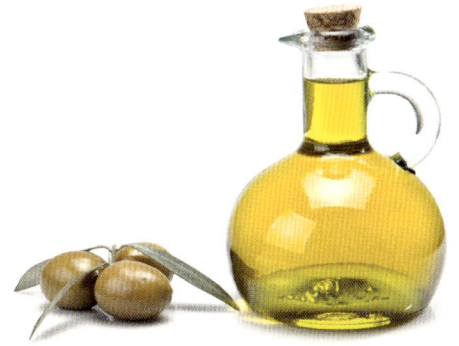

Tierische Produkte

Ziegentalg (-fett)

Als Salbengrundlage verwenden wir den Talg sowohl vom Ziegenbock als auch von der Geiß und den Kitzen. Hildegard schreibt dazu:

»Auch der Talg des Ziegenbocks ist gut und heilsam und ist gut für verschiedene Heilmittel. Und die Ziege hat die gleiche Natur wie der Bock, mit dem Unterschied, dass der Bock stärker ist als die Ziege.«

Dass der Bockstalg heilsamer ist als der Talg der Geiß, ist damit nicht gesagt!

Schafstalg (-fett)

Wenn wir keinen Ziegentalg haben, dann weichen wir auf das Schafsfett aus, dem zwar keine heilenden Eigenschaften nachgesagt werden, das aber trotzdem zu Heilmitteln (Salben) verarbeitet werden kann. Wenn im Text »altes Fett« in der Rezeptur angegeben ist, dann nehmen wir altes (ranziges) Schafsfett oder alten Rindertalg.

Rindertalg (-fett)

Da das Rind bei Hildegard als »reines Tier« beschrieben wird, können wir annehmen, dass auch der Rindertalg zur Heilmittelherstellung gut geeignet ist.

Hirschtalg (Rot- oder Damwild)

Ebenfalls als Salbengrundlage (Fett) geeignet.

- Schweinefett

verwenden wir, wenn es in der Rezeptur speziell angegeben ist oder wenn wir in Notzeiten kein anderes Fett auftreiben können.

- Gänsefett: siehe Schweinefett
- Butter

Wenn in der Rezeptur Butter angegeben ist, dann nehmen wir in der Regel Kuhbutter.

Können pflanzliche Heilmittel schaden?

Wenn wir unsere Heilmittel selbst herstellen, dann haben wir auch eine gewisse Verantwortung bei der Verwendung dieser Arzneien. Wer sich dessen nicht bewusst ist, der sollte die Finger davon lassen! Außerdem sind die Heilmittel nur für unseren eigenen Hausgebrauch bestimmt!

Die gewerbsmäßige Herstellung von Heilmitteln müssen wir der Apotheke bzw. Arzneimittelfirmen überlassen, denn nur sie verfügen über die nötige Fachkompetenz und die dafür notwendige rechtliche Befugnis vom Gesetzgeber! Wird ein Heilmittel verabreicht (Selbstmedikation), so ist es unumgänglich, die Krankheit, das Krankheitsbild vorher zu diagnostizieren (in Augenschein zu nehmen), denn: Ohne Diagnose keine Therapie!

Zuerst muss man wissen, welche Krankheit vorliegt, dann erst kann und darf mit der Einnahme von Medikamenten begonnen werden. Deshalb soll die Diagnose stets von einem Arzt oder Heilpraktiker gestellt werden, denn selbst ist man in der Regel zu befangen und kommt durch die Vielzahl der Symptome zu einer falschen Diagnose und folglich zu einer falschen Auswahl der Heilmittel. Diese müssen aber sorgfältig ausgesucht werden und auf das Beschwerdebild passen, denn sonst hilft's nicht und – was noch schlimmer ist – kann zu allem Überfluss noch schaden, denn: So wie wir in der Hildegard-Ernährungslehre die Behauptung »Obst und Gemüse ist gesund« nicht ohne Vorbehalte hinnehmen und propagieren können, so ist auch die Behauptung »Natürliche – sprich: pflanzliche

– Heilmittel können keinen Schaden anrichten« (nach dem Motto: Wenn's nichts nützt, dann kann's auch nicht schaden) mit Vorsicht zu genießen.

Wer wollte schon ernsthaft behaupten, Digitalis, Morphium, Opium und andere Präparate wären harmlos? Wohl niemand. In Tropfen- und Tablettenform sieht man es ihnen halt nicht an, dass auch sie pflanzlichen Ursprungs sind. Diese Warnung vor sorglosem Gebrauch von Heilmitteln gilt aber nicht nur für Zubereitungen aus sogenannten »Giftpflanzen«. Auch an und für sich »harmlose Heilmittel« (Heilmittel ohne Kontraindikationen und Nebenwirkungen) können bei falschem (übermäßigem, hochdosiertem, unnötigem) Gebrauch dem Menschen mehr schaden als nützen. Die Wirkungen setzen bei diesen Mitteln nicht so drastisch ein; ebenso tritt der Schaden, wenn er auch sehr gering ist, nicht so offensichtlich zutage wie bei den oben genannten Präparaten. Zu diesem Thema finden wir in Hildegards Lehrbuch »Causae et curae« folgenden Absatz:

»... die von Gott gewiesenen Arzneien werden dem Menschen helfen, oder er wird sterben, oder Gott will nicht, dass er von seiner Krankheit befreit werde. Denn die verschiedenen Pulver und Gewürze, die aus edlen Pflanzen bereitet werden, nützen dem gesunden Menschen nichts, wenn sie nicht ordnungsgemäß genommen werden, sondern schaden ihnen vielmehr dadurch, dass sie ihr Blut austrocknen und ihr Fleisch abmagern lassen, weil sie in ihnen die Säfte nicht vorfinden, an denen sie ihre Kräfte auslassen können. Denn sie steigern weder die Kräfte noch lassen sie das Fleisch der Menschen wachsen, sondern vermindern nur die schlechten Säfte im Menschen, denen sie gegengestellt sind. Werden sie aber von jemanden genommen, so soll er dies mit dem rechten Maß und bei Bedarf vernünftig (bei gegebener Indikation) gebrauchen, und mit Brot oder in Wein oder in einer anderen Speisezutat, in nüchternem Zustand, aber sparsam einnehmen, sonst beengen sie die Brust dessen, der sie einnimmt und schädigen seine Lunge und machen seinen Magen schwach, wenn sie in ihn geraten, weil sie ohne Zusatz genossen wurden. Gleichsam wie der Staub der Erde dem Menschen schadet, wenn er ihn einatmet, so bringen auch diese Kräuter dem Menschen mehr Schaden als Gesundheit, wenn er sie nicht ordnungsgemäß nimmt.

Die (Gewürze) Heilmittel sollen deshalb mit dem Essen oder unmittelbar nach der Nahrungsaufnahme genommen werden, weil sie dann die Säfte der Speisen verdünnen und den Menschen befähigen, die aufgenommene Nahrung zu verdauen; davon ist der Fall ausgenommen, wenn der Mensch so geartete Leiden hat, gegen die er edle und stark wirkende Kräuter oder ein kostbares Pulver nüchtern einnehmen soll.«

Nun, was sagen uns diese Zeilen? Im Prinzip warnen sie uns vor jeglichem Arzneimittelmissbrauch! Selbst Arzneimitteltests an gesunden Menschen gehören in die Kategorie Arzneimittelmissbrauch, geschweige denn von Tierversuchen, die für die Austestung dieser Heilmittel vollkommen ungeeignet sind. Auch pflanzliche Heilmittel können – wenn sie unvernünftig und ohne gegebenen Anlass genommen werden – dem Menschen schaden, wie wir lesen.

Bei richtiger Indikation und im rechten Maß genommen können sie aber in kurzer Zeit den Menschen heilen! Die Heilmittel der Hildegard-Medizin sind also in der Regel keine Präventivmittel, die man aus übertriebener Angst vor Krankheiten einnimmt oder weil sie gut schmecken.

Die Krankheit, die schlechten Säfte oder wie immer man den »von der Gesundheit abweichenden« Zustand nennen will, muss im Körper vorhanden sein, weil die Heilmittel sonst keinen Angriffspunkt haben, an dem sie ihre Kräfte sinnvoll auslassen können. Wenn diese »überschüssigen Kräfte« nicht gezielt gelenkt werden (durch vernünftigen Gebrauch und richtige Indikation), dann werden diese Mittel im Körper zu Randalierern und Rowdies und greifen den gesunden Körper an.

Also – Hände weg von Medikamenten, die wir nicht brauchen,

1. helfen sie nicht, weil sie die schlechten Säfte nicht vorfinden, die sie bekämpfen sollen,

2. bewahren sie niemanden vor eventuellen späteren Krankheiten, weil sie immer nur das aktuelle Krankheitsgeschehen im Körper regulieren können (ein gesunder Mensch, der z.B. das Hildegard-Krebsmittel einnimmt, gewinnt keine Immunität gegen Krebs, sondern schädigt sich dadurch, weil das Heilmittel keine Krebszellen vorfindet, die es »bekriegen« soll, sondern gesundes Gewebe angreifen kann!),

3. schaden sie dem, der sie einnimmt, weil sie ihre Kräfte an gesunden Organen auslassen und diese schädigen können (evtl. Änderung des Blutbildes usw.).

Die Hildegard-Heilkunde kennt aber einige Medikamente (z.B. Frühjahrswermutwein, Fenchelmischpulver, Goldkur, Lattichmischpulver), die man auch als gesunder Mensch einnehmen kann, weil diese

1. die Gesundheit erhalten und stabilisieren,
2. vor Krankheit bewahren,
3. Krankheiten aus dem Menschen vertreiben (wie schon am Anfang des Buches beschrieben).

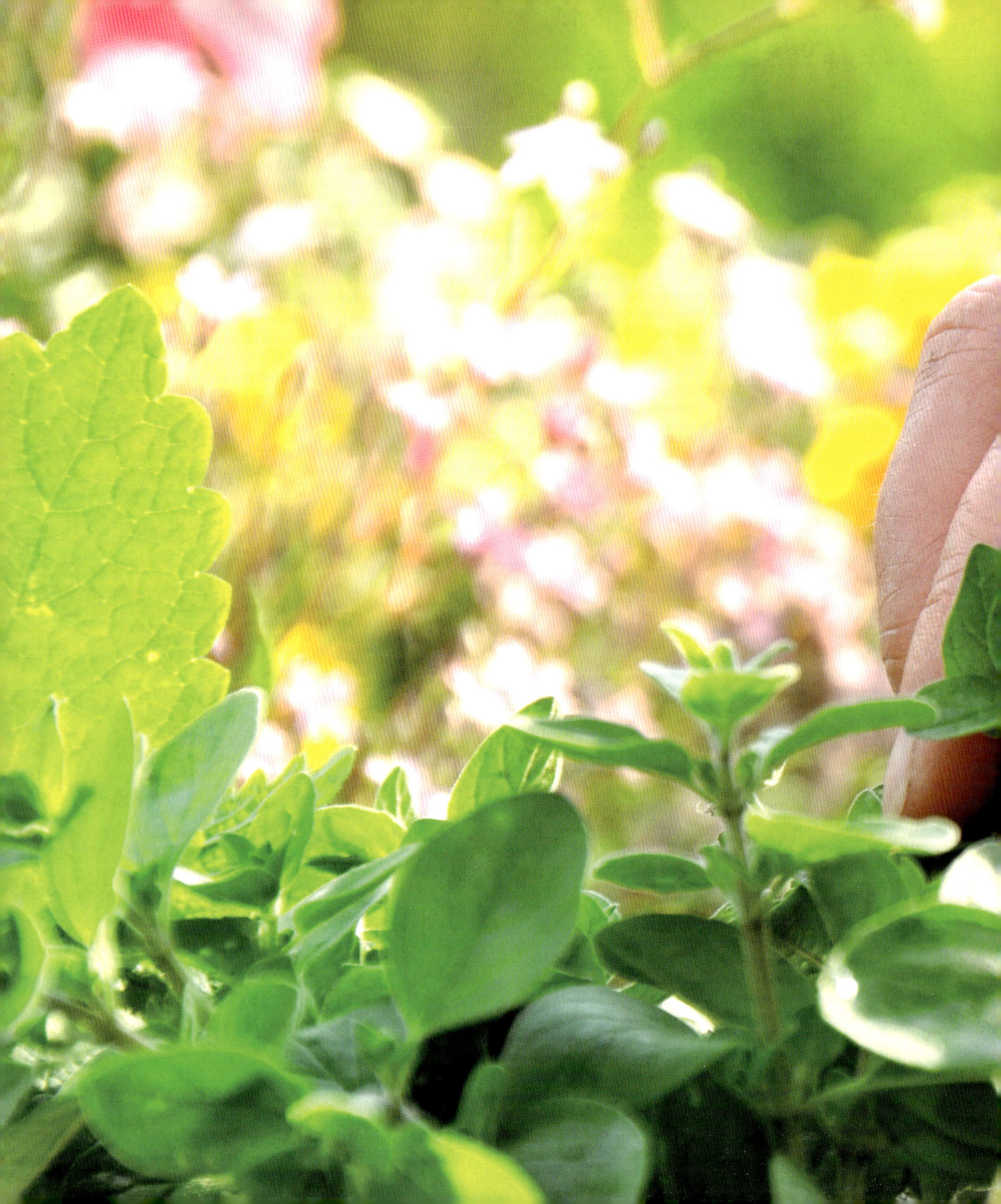

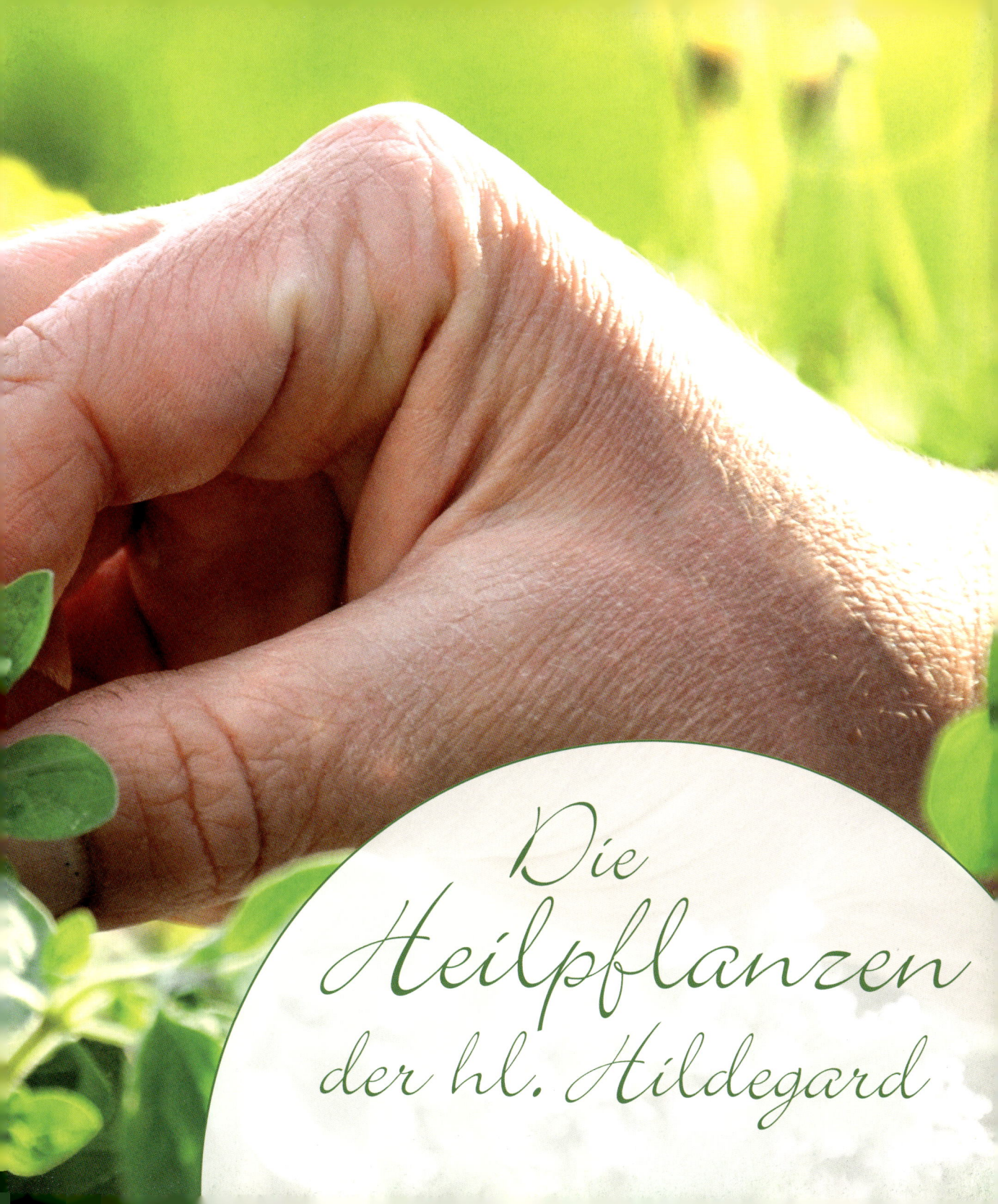

Die
Heilpflanzen
der hl. Hildegard

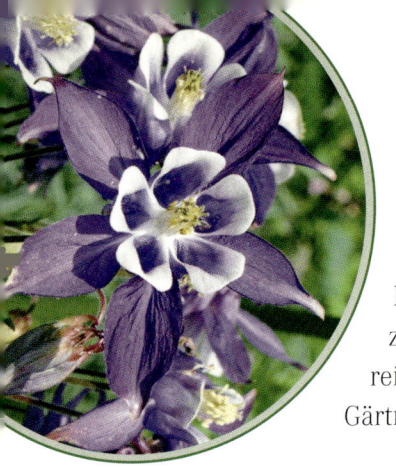

AKELEI (AQUILEGIA VULGARIS)

Die ausdauernde Pflanze wird 40 bis 80 cm hoch, liebt sonnige Lagen und bevorzugt einen mäßig feuchten Standort. Sie blüht von Mai bis Juli. Die Blütenfarbe reicht von Blau über Dunkelviolett bis ins Rötliche. Akeleipflanzen kann man in jeder Gärtnerei kaufen oder selber aus Samen ziehen.

Verwendung	Ernte
Akeleikraut	vor und während der Blüte

» Die Akelei ist kalt ... Aber auch wer viel Schleim auswirft, der beize Akelei in Honig und esse sie oft, und der Schleim nimmt ab und sie reinigt ihn so. «

Indikation
Mandelentzündung, Bronchitis, Verschleimung der Lunge, Katarrh der oberen Luftwege, Schnupfen

Rezept
- ca. 50 Akeleiblätter (und -blüten) (entspricht ca. 15 g)
- 500 g Honig

Das Akeleikraut mit dem Wiegemesser fein schneiden und in den Honig einrühren. Von diesem »Akeleihonig« mehrmals täglich ½– 1 TL voll auf der Zunge zergehen lassen.

» Aber wer Fieber hat, der zerstoße Akelei und seihe ihren Saft durch ein Tuch, und diesem Saft gebe er Wein bei, und so trinke er oft, und es wird ihm besser gehen. «

TIPP Akeleisaft kann mittels Alkohol haltbar gemacht werden und ist so jederzeit verfügbar; diese Akeleitinktur ist auch in der Apotheke erhältlich.

Indikation
Fieber, bei fiebriger Erkältung als unterstützendes Heilmittel

Rezept
- ½ TL Akeleisaft
- ⅛ l Wein

½ TL Akeleisaft in ein Glas geben und mit Wein verdünnen. Davon täglich 3–5-mal je ein Likörglas voll trinken. Akelei zu pressen und den Saft zu gewinnen ist sehr mühsam. Eine gute Alternative ist eine Akeleitinktur. Dazu werden 50 Akeleiblätter (ca. 15 g) klein geschnitten und mit ca. 100 ml 30–40 %igem Weingeist, Cognac oder Korn bei Zimmertemperatur 14 Tage lang angesetzt. Mehrmals täglich umschütteln. Nach 2 Wochen die Blätter abseihen und ausdrücken. Fertig.

ALANT (INULA HELENIUM)

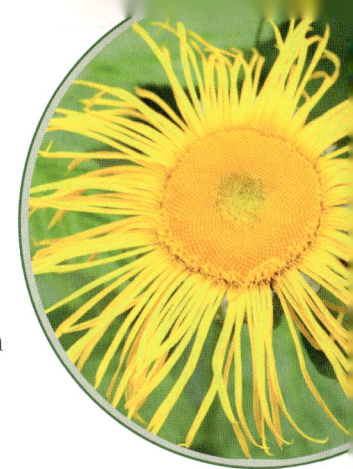

Die ausdauernde Pflanze wird 120 cm – in seltenen Fällen 200 cm – hoch, liebt sonnige Lagen und benötigt einen mäßig feuchten Standort. Der Alant zeigt seine gelben Blüten ja nach Standort von Juli bis in den Oktober.

Verwendung	Ernte
Alantkraut	vor und während der Blüte
Alantwurzelstock	Herbst oder zeitiges Frühjahr

Indikation
eitrige Lungenentzündung, Tbc, Migräne, als Augenheilmittel

Rezept
- 1 EL Alantwurzel und/oder Alantkraut
- ¼ l Wein

Frischen oder getrockneten Alant in Wein legen, evtl. einen Tag ziehen lassen. Nicht abseihen!

Von diesem Alantwein nehmen wir vor und nach jeder Mahlzeit 1–2 EL voll, je nach Krankheitszustand.

Den Alantwein trinken wir nur, wenn dies unbedingt nötig ist, also bei bereits bestehendem eitrigem Lungenleiden, Tbc und Migräne. Wenn die Krankheit ausgeheilt ist, hören wir sofort mit der Einnahme auf, da dieser »Kräuterwein« nicht nur heilen, sondern – wenn er falsch angewendet wird und bei Dauergenuss – auch schädigen kann, wie der Hildegard-Text angibt.

TIPP Es ist ratsam, im Sommer Alantkraut und im Herbst Alantwurzel auf Vorrat zu trocknen, da der Alantwein stets frisch zubereitet werden muss.

» Der Alant ist von warmer und trockener Natur und hat nützliche Kräfte in sich. Und das ganze Jahr über kann er sowohl getrocknet als auch frisch (grün) in reinen Wein gelegt werden. Aber nachdem er sich im Wein zusammengezogen hat, schwinden die Kräfte in ihm, und dann soll er weggeworfen und neuer eingelegt werden, und wer in der Lunge Schmerzen hat, der trinke ihn täglich mäßig vor dem Essen und nach dem Essen, und das Gift – das ist der Eiter – nimmt er aus seiner Lunge weg, und er unterdrückt die Migräne und reinigt die Augen. Aber wenn jemand ihn häufig so trinken würde, den würde er wegen seiner Stärke schädigen. Wenn du aber keinen Wein hast, um ihn einzulegen, dann mach mit Honig und Wasser eine reine Honigwürze und lege den Alant ein und trinke, wie oben gesagt wurde. «

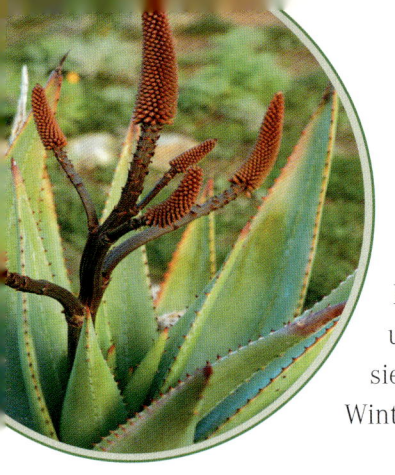

ALOE (ALOE FEROX)

Die Aloe ist ein ausdauernder Halbstrauch, der ca. 60 cm hoch wird, sonnige Lagen und einen trockenen Standort liebt. Da die Pflanze frostempfindlich ist, benötigt sie einen Winterschutz. Meist wird sie als Kübelpflanze gehalten und im Haus (evtl. Wintergarten) überwintert.

Verwendung	Ernte
Aloeblätter	während der Vegetationsperiode

» Der Saft dieses Krautes ist warm und hat große Kraft … und wer Gelbsucht hat, der lege Aloe in kaltes Wasser, und morgens sowie wenn er schlafen geht, trinke er es, und dies tue er drei- oder viermal, und er wird geheilt werden. «

Indikation
Gelbsucht

Rezept
- 2 g Aloe grob gepulvert (4 Päckchen zu je 0,5 g)
- ca. 150 ml Wasser

0,5 g Aloepulver in ein Glas geben, ca. 150 ml Wasser vorsichtig darübergießen und über Nacht stehen lassen.

Am nächsten Morgen vorsichtig abgießen – ohne den Bodensatz aufzuwirbeln – und von diesem Aloewasser jeweils die Hälfte am Morgen (vor oder nach dem Frühstück) und am Abend (vor dem Schlafengehen) trinken.

Die Anwendung 3–4 Tage lang durchführen. Es ist verblüffend, wie schnell die Gelbfärbung zurückgeht; meistens ist nach 2–3 Tagen keine Gelbfärbung mehr erkennbar.

TIPP Sollte die Gelbsucht auf einen Gallengangverschluss (Stein oder Schwellung, evtl. Tumor) zurückzuführen sein, so muss dieses Leiden behandelt werden, da hier das Aloe-Wasser keinen Erfolg bringt.

Aloe darf nicht während der Schwangerschaft, Stillzeit oder während der Menstruation, bei Hämorriden oder Niederschäden angewendet werden.

Indikation

»Magenfieber« = Allergieneigung, Magenbrennen, »Kopfmüdigkeit«, Alzheimer, Lernmüdigkeit, Burn out

Rezept

- Hanfkompresse
- frisches Aloeblatt

Das Aloeblatt (Aloe vera) mit einem Messer der Länge nach aufschneiden und den Schleim mit einem kleinen Löffel herausschaben. Damit zwei Hanfkompressen bestreichen und die eine auf den Magen, die andere auf den Nabel auflegen und mit einer Binde fixieren (Nierengurt). Die Kompresse einmal täglich erneuern.

Die von Hildegard beschriebene Ermüdung im Kopf kann auf cerebrale Erschöpfung hinweisen. In diesem Fall ist zusätzlich auf ausreichend Schlaf vor Mitternacht zu achten. Zudem sollte man bei jeder Art von Erschöpfung jedwede Reizüberflutung (Fernsehen, laute Musik, Videospiele ...) meiden.

Indikation

Husten

Rezept

- Hanfkompresse
- frisches Aloeblatt

Eine entsprechend große Hanfkompresse mit dem Inneren eines Aloeblattes (Aloe vera) bestreichen, wie oben beschrieben und mit der bestrichenen Stelle voran auf die Brust auflegen. Die Kompresse mit einer Binde so fixieren, dass der Dampf von der Kompresse durch die Nase aufgenommen werden kann.

》 Und wenn ein Mensch starke tägliche Fieber im Magen hat, dann mache er einen Hanfumschlag (beneduch) mit Aloe und lege es über den Magen und über seinen Nabel, und das Fieber wird weichen. Denn seine Ausdünstung stärkt den Körper des Menschen innerlich, aber nicht sein Haupt. Aber diese Ermüdung, die im Kopf des Menschen ist, reinigt es. 《

》 Und wer Husten hat, der lege ein so mit Aloe bereitetes Hanftuch über seine Brust, sodass er den Duft auch mit seiner Nase einzieht, und der Husten wird weichen. 《

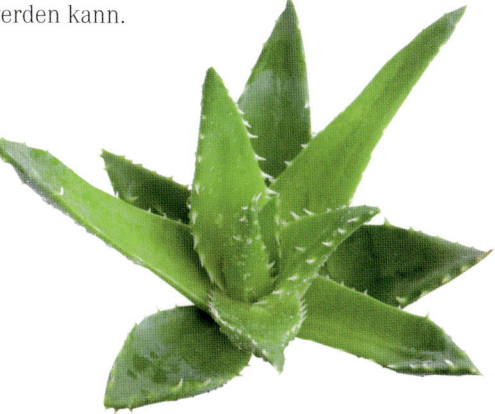

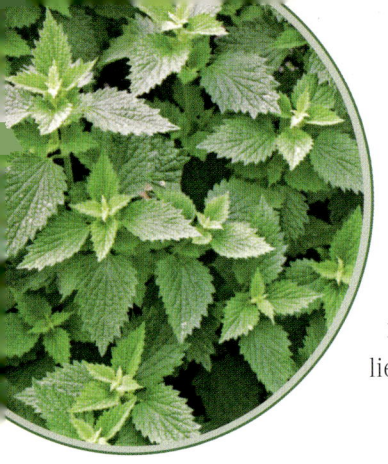

ANDORN (MARRUBIUM VULGARE)

Die ausdauernde Pflanze wird 30 bis 60 cm hoch, liebt sonnige Lagen und einen mäßig feuchten Standort. Die weißen Blüten, die sich von Juni bis August zeigen, liefern Bienen und anderen Insekten Nektar und Blütenpollen.

Verwendung	Ernte
Andornkraut	vor und während der Blüte

» Der Andorn ist warm und hat genug Saft, und er hilft gegen verschiedene Krankheiten ... Und wer in der Kehle krank ist, der koche Andorn in Wasser und seihe jenes gekochte Wasser durch ein Tuch und er füge zweimal so viel Wein bei, und er lasse es nochmals in einer Schüssel aufkochen unter Beigabe von genügend Fett, und so trinke er es oft, und er wird in der Kehle geheilt werden. «

Indikation
Mandel-, Rachen- und Halsentzündungen (Scharlach?, Kehlkopfentzündung?)

Rezept
- 1 EL Andornkraut
- ⅛ l Wasser
- ¼ l Wein
- 1–2 EL Butterschmalz, Butter oder Sahne

Andornkraut im Wasser ca. 5 Minuten lang kochen, abseihen. Diesem »Andorntee« geben wir die doppelte Menge Wein und das Schmalz zu und lassen alles noch einmal kurz aufkochen.

Die Suppe bereiten wir uns 2-mal täglich frisch zu und trinken sie gut warm. Sie schmeckt sehr bitter, hilft aber bei Entzündungen im Rachenraum ganz hervorragend, wie ich aus eigener Erfahrung berichten kann. Bei Halsentzündung in Begleitung mit Husten können wir die Andornsuppe mit einer weiteren Andornrezeptur kombinieren.

» Aber auch wer Husten hat, der nehme Fenchel und Dill im gleichen Gewicht und füge ein Drittel Andorn bei, und er koche das mit Wein, und dann seihe er es durch ein Tuch und trinke es, und der Husten wird weichen. «

Rezept
- 30 g Fenchelkraut
- 30 g Dillkraut
- 20 g Andornkraut

Von dieser Kräutermischung nehmen wir 5 Esslöffel voll und kochen sie in einem Liter Wein, abseihen und heiß in Flaschen füllen.

Von diesem Hustenwein nehmen Erwachsene: 3-mal täglich ca. ¹/₁₆ l, Kinder: 3-mal täglich 1 TL bis 1 EL, je nach Alter.

Indikation

Leberschwäche, Milzschwäche, Nierenschwäche, Zwerchfellbruch?

Rezept

- 1 EL Andornkraut geschnitten
- 1 l Wein
- 2–3 gehäufte EL Honig

Alle Zutaten zusammen in einem Topf ca. 5 Minuten köcheln lassen. Anschließend den ganzen Absud in einen Topf schütten.

Daraus mehrmals täglich mehrere Likörgläser voll trinken (tägl. ca. 0,1–0,2 l).

》 Und wer kranke und gebrochene Eingeweide hat, der koche Andorn mit Wein unter Beigabe von genügend Honig. Und dieses Gekochte schütte er in einen Topf und trinke es oft abgekühlt, und die Eingeweide werden geheilt. 《

TIPP: Vor jeder Einnahme soll der Wein etwas angewärmt werden, niemals den Hustenwein (aus dem Kühlschrank) kalt trinken.

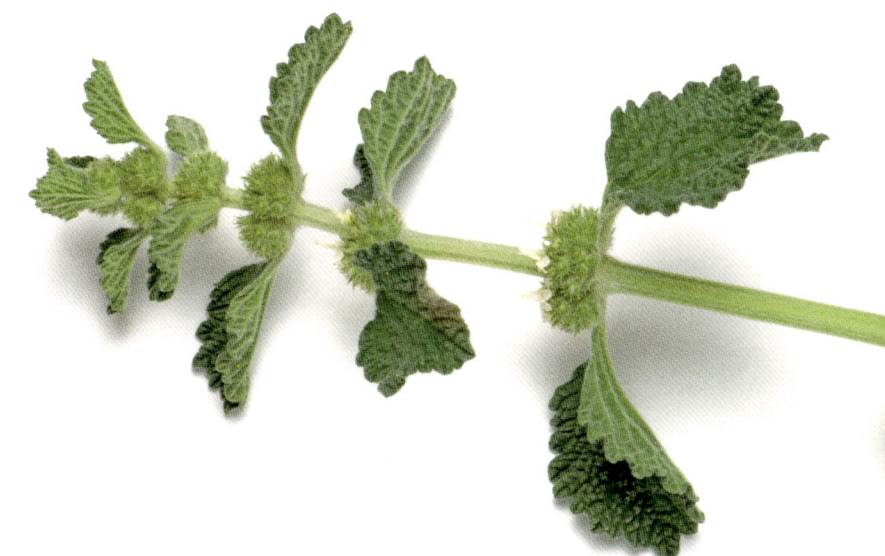

Indikation

Gehörschwäche, Schwerhörigkeit nach Krankheiten, Schwerhörigkeit, Tinnitus

Rezept

- ca. 5–7 Stängel frisches Andornkraut oder 4–5 EL getrocknetes Andornkraut
- ca. 1 l Wasser

Das Andornkraut ca. 5 Minuten in Wasser kochen lassen, abseihen und die warmen, dampfenden Kräuter 2–3 Minuten an die Ohren halten, sodass der Dampf von den Kräutern zum Ohr aufsteigen kann. Anschließend das warme Andornkraut um die Ohren und um den ganzen Kopf legen und mit einer Binde oder einer Mütze fixieren. Die Kräuter wenigstens ca. 1 Stunde, am besten über Nacht, einwirken lassen.

》 Und wer taube Ohren hat, der koche Andorn in Wasser und nehme ihn aus dem Wasser und lasse seinen warmen Dunst in seine Ohren dringen, und er lege ihn so warm um die Ohren und den ganzen Kopf, und er wird ein besseres Gehör erlangen …

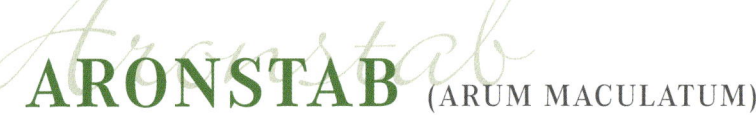

ARONSTAB (ARUM MACULATUM)

Der Bestand des Aronstabs ist stark rückläufig. Daher sollte er zur Heilmittelgewinnung ausschließlich im Garten kultiviert werden. Die ausdauernde Pflanze wird 15 bis 40 cm hoch und bevorzugt schattige bis halbschattige, mäßig feuchte Lagen. Der Aronstab blüht von April bis Juni. Die Blüten sind am unteren Teil eines keulenförmigen Kolbens und werden von einem grünweißen Hüllblatt umgeben. Die reifen Früchte des Aronstabes leuchten scharlachrot. Er kann z. B. als Bodendecker an der Nordseite von Häusern angepflanzt werden.

VORSICHT! Aronstab zählt zu den Giftpflanzen, man sollte deshalb vorsichtig mit ihm umgehen. Der Anbau in der Nähe von Kinderspielplätzen muss in jedem Fall vermieden werden, da seine roten Beeren Kinder zum Genuss verleiten könnten.

» Aber mich ein Mensch, der ein schleimiges Fieber im Magen hat, aus den verschiedenartiger Schüttelfrost erwächst, der koche die Wurzel des Aronstabs in reinem Wein, und dann lasse er es abkühlen, und dann tauche er einen erhitzten Stahl in diesen Wein, und wärme ihn so wieder, und so warm trinke er dies, und es nimmt den Schleim, der in seinem Magen ist (und) das Fieber von ihm weg, wie das Feuer den Schnee zum Schmelzen bringt. Und ein Mensch, in dem die Melancholie wächst, der hat ein finsteres Gemüt und ist immer traurig. Und dieser trinke den Wein mit der gekochten Aronwurzel, und er mindert die Melancholie in ihm, das heißt, sie verschwindet, wie auch das Fieber. «

Verwendung	Ernte
Aronstabwurzel	August bis Oktober

Indikation

Magenverschleimung, Gastritis, Dyspepsie, Melancholie, Depression, Schwermut, klimakterische Verstimmung, Reizbarkeit

Rezept

- ca. 10 g Aronstabwurzel
- 1 l Wein

Aronstabwurzel 10 Minuten in Wein kochen, abkühlen lassen, anschließend einen erhitzten Stahl in den Kräuterwein tauchen.
Von diesem Aronstabelixier nehmen wir – je nach Schwere der Erkrankung – 2–3-mal täglich 1–2 Likörgläser voll ein.

TIPP Wenn diese Zubereitung in einem Edelstahlkochtopf hergestellt wurde, braucht man den erhitzten Stahl nicht mehr in den Kräuterwein tauchen. Vorsichtshalber stecken wir aber doch einen erhitzten Stahlstreifen (V2A) in den Wein.

Indikation
Schlaganfall

Der Hildegard-Text – allein für sich – spricht hier eigentlich eine deutliche Sprache. Der Schlaganfall ist – im Sinne Hildegards – eine akute Form der Gicht, sinngemäß also ein »cerebraler Gichtanfall«. Die Gicht hat aber einen Mitstreiter auf der seelischen Ebene, nämlich den Jähzorn. Gicht und Jähzorn (Ungeduld, Ärger, Wut, Zorn) sind bei Hildegard wie ein siamesischer Zwilling. Sie kommen in Hildegards »Buch der Lebensverdienste« an 6. Stelle der Tugenden und Laster vor. Was die Gicht mit ihrem Schmerz auf der physischen, körperlichen Ebene, das ist der Jähzorn im seelischen Bereich. Die beste Schlaganfallprophylaxe ist demnach seine Ernährung so zu gestalten, dass alle Nahrungsmittel gemieden werden, die Gicht in irgendeiner Form auslösen können (siehe Nahrungsgifte) sowie das Einüben von Geduld, innerer Ruhe und Gelassenheit. Auch eine Portion Gottvertrauen kann auf gar keinen Fall schaden, dass es nicht zu den oben beschriebenen akuten Erscheinungen kommen muss.

» Und wenn ein Mensch so vergichtet ist, dass alle seine Glieder versagend fallen und dass seine Zunge beim Sprechen versagt, dann sollen ihm sogleich Blätter des Aronstabs mit etwas Salz zu essen gegeben werden, und die Gicht wird weichen. «

BACHBUNGE (VERONICA BECCABUNGA)

Die ausdauernde Pflanze erreicht eine Höhe von 20 bis 60 cm, sie bevorzugt sonnige Lagen am Ufer fließender Gewässer. Am besten gedeiht sie auf schlammigem Untergrund. Ihre blauen Blüten erscheinen von Mai bis August. Die Bachbunge kommt häufig am Ufer kleiner, unbegradigter Bachläufe mit nährstoffreichem Wasser vor.

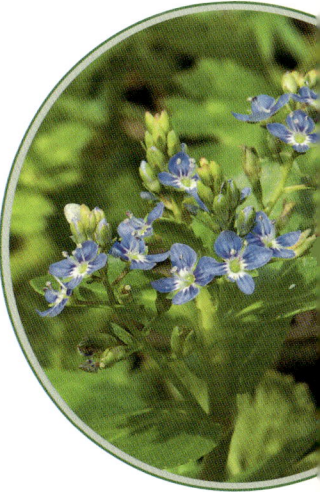

Verwendung	Ernte
Bachbungenkraut	während der Vegetationsperiode

Indikation
Verstopfung, Verdauungsstörungen, Hämorrhoiden, Rheuma, Gicht

Rezept
- frisches Bachbungenkraut

Bachbungenkraut in Butter oder Öl (Sonnenblumenöl) dünsten und als Spinat servieren.

» Die Bachbunge ist von warmer Natur, und wer daraus ein Mus (Spinat) kocht unter Beigabe von Fett oder Öl und sie so isst, der erleichtert seinen Bauch durch Abführen wie mit einem Trank. Und auch die Gicht unterdrückt sie, wenn man sie isst. «

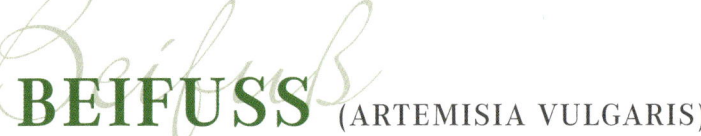

BEIFUSS (ARTEMISIA VULGARIS)

Die ausdauernde Pflanze wird bis zu 200 cm hoch. Sie wächst in sonnigen Lagen sowie im Halbschatten und stellt keine besonderen Ansprüche an den Standort. Der Beifuß kommt in der freien Natur sehr häufig vor, z.B. an Bahndämmen, Schuttplätzen, an Bachufern sowie an Waldrändern. Die gelblichen, unscheinbaren Blüten erscheinen von Juli bis September.

Verwendung	Ernte
Beifußblätter und Beifußblütenrispen	während der Vegetationsperiode

》 Der Beifuß ist sehr warm, und sein Saft ist sehr nützlich, und wenn er gekocht und in Mus gegessen wird, heilt er kranke Eingeweide, und er wärmt den Magen. 《

Indikation
Verdauungsstörungen, Magenschmerzen, Resorptionsstörungen

Rezept
● frische Beifußblätter und -blütenrispen
Blätter und Blütenrispen dünsten und als Spinat zubereitet servieren. Kann auch als Beilage gegessen werden.

》 Aber wenn jemand isst und trinkt und davon Schmerzen leidet, dann koche er mit Fleisch oder mit Fett oder in Mus oder in einer anderen Würze und Gemisch den Beifuß und esse ihn, und diese Fäulnis, die er sich durch frühere Speisen und Getränke zugezogen hat, nimmt er weg und vertreibt sie. 《

Indikation
verdorbener Magen, Magenschleimhautentzündung

Rezept
● frisches oder getrocknetes Beifußkraut
Als Gewürz in Fleisch- oder Gemüsegerichten oder in Fett (Butter) gedünstet als Spinat. Zur Spinatbereitung kann man nur frischen Beifuß verwenden.

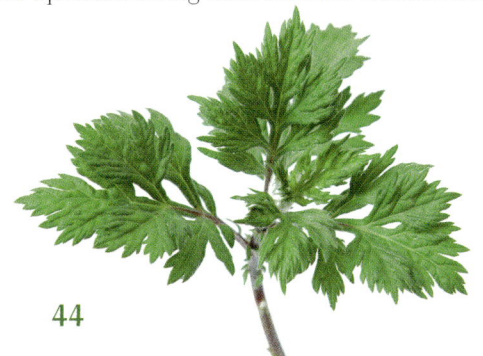

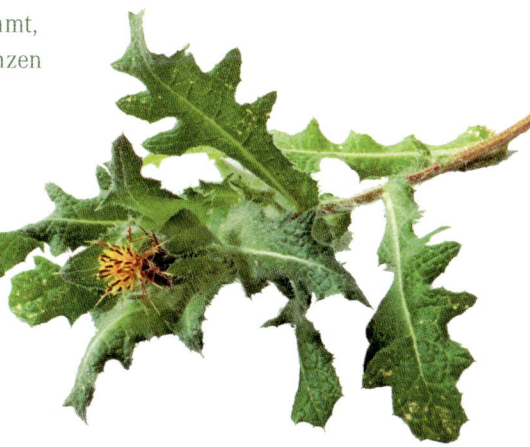

BENEDIKTENKRAUT
(CENTAUREA BENEDICTA)

Das Benediktenkraut ist eine distelähnliche Pflanze, weshalb sie auch Benediktendistel genannt wird. Sie wird 25 bis 70 cm groß und wächst auf sonnigem, trockenen Ödland. Es kommt in der Natur selten vor, kann aber im Garten kultiviert werden.

Verwendung	Ernte
frisches oder getrocknetes Benediktenkraut	Mai bis August

» Das Benediktenkraut ist warm, und wenn jemand es im Trank einnimmt, entbrennt er in begehrlicher Liebe. Aber wenn es einem Menschen am ganzen Körper an seinen Körperkräften gebricht, dann koche er Benediktenkraut in Wasser, und dieses Wasser trinke er oft so warm, und er wird die Körperkräfte wiedererlangen, und nachdem es mit dem Körper besser geworden ist, meide er es. «

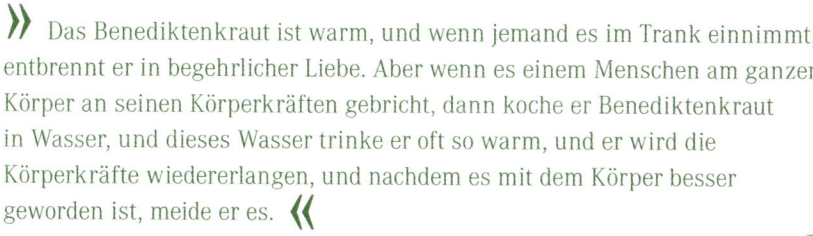

Indikation
Körperschwäche, Kraftlosigkeit, Immunschwäche

Rezept
- 1 EL Benediktenkraut
- 1 l Wasser

Das Benediktenkraut ca. 5 Minuten in Wasser köcheln lassen. Von diesem Wasser mehrmals täglich eine Tasse voll trinken.

Hildegard schreibt nicht, dass das Benediktenkraut abgeseiht werden muss, also belassen wir es in dem Topf. Dieser sollte warm stehen, sodass immer wieder etwas von diesem warmen Absud getrunken werden kann. Wenn der Topf leer ist, wird neuer Benediktenkrauttee gekocht. Wenn die Körperkräfte wieder zurückkommen, so ist unverzüglich mit der Einnahme zu stoppen.

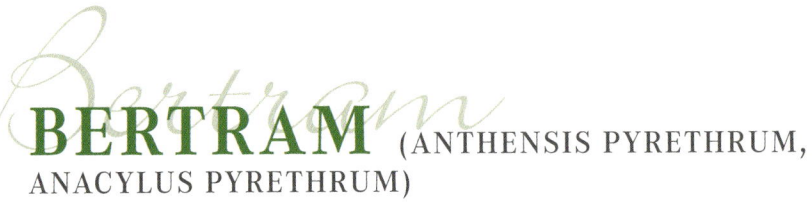

BERTRAM (ANTHENSIS PYRETHRUM, ANACYLUS PYRETHRUM)

Die ausdauernde Pflanze hat eine bis 30 cm lange spindelförmige Wurzel. Der Bertram – als südeuropäische Pflanze – liebt sonnige Lagen. Die Blütenköpfchen ähneln den Kamillenblüten; die Zungenblüten sind jedoch an der Unterseite rot gestreift.

Verwendung	Ernte
Bertramwurzel	im Herbst
Bertramkraut	vor und während der Blütezeit

» Der Bertram ist von gemäßigter und etwas trockener Wärme, und diese rechte Mischung ist rein und erhält gute Frische. Denn für einen gesunden Menschen ist er gut zu essen, weil er die Fäulnis in ihm mindert und das gute Blut in ihm vermehrt und einen klaren Verstand im Menschen bereitet. Aber auch den Kranken, der schon fast in seinem Körper gestorben ist, bringt er wieder zu Kräften, und im Menschen schickt er nichts unverdaut heraus, sondern bereitet ihm eine gute Verdauung. Und einem Menschen, der viel Schleim in seinem Kopf hat und der ihn häufig isst, dem mindert er den Schleim in seinem Kopf. Aber auch häufig genossen, vertreibt er die Brustfellentzündung aus dem Menschen und er bereitet reine Säfte im Menschen und macht seine Augen klar. Und auf welche Weise er immer gegessen wird, trocken oder in einer Speise, ist er nützlich und gut, sowohl für den Kranken wie auch für den gesunden Menschen. Denn wenn ein Mensch ihn oft isst, vertreibt er von ihm die Krankheit und verhindert, dass er krank wird. Dass er beim Essen im Mund die Feuchtigkeit und den Speichel hervorruft, kommt daher, dass er die üblen Säfte herauszieht. «

Indikation

Blutreinigend, stärkt den Verstand, kräftigend, verdauungsfördernd, Verschleimung im Kopf (Schnupfen, Katarrh), Brustfellentzündung, Augenmittel, vorbeugend gegen Krankheiten, Resorptionsstörungen

Rezept

● Bertramkraut oder -wurzel oder Bertrampulver
Als Gewürz verwenden (z.B. in Suppen, Saucen, Salaten). Kann bei jeder Art von Krankheit als unterstützendes Mittel mit eingenommen werden, z.B. bei Schnupfen, Katarrh, Verdauungsstörungen …
2–3-mal täglich 1 MS Bertrampulver pur oder auf einem Stück Brot.

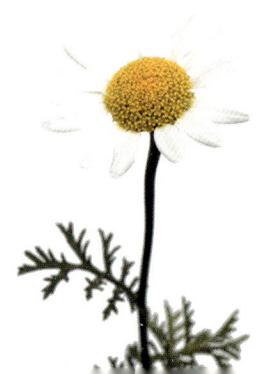

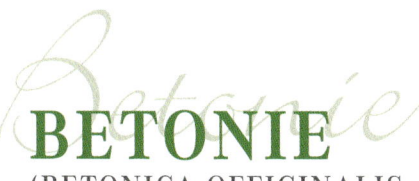

BETONIE
(BETONICA OFFICINALIS, STACHYS OFFICINALS)

Der Heilziest ist eine ausdauernde Pflanze und wird 30 bis 80 cm hoch. Sie gedeiht im Halbschatten besser als in der prallen Sonne und benötigt feuchte Standorte, die im Sommer etwas abtrocknen dürfen. Die Betonie, Heil-Batunge oder Heilziest – wie sie auch genannt wird – blüht von Juni bis August. Die zartroten Blüten werden von Bienen und anderen Insekten gerne beflogen.

Verwendung	Ernte
Betonikakraut	im Herbst

» ... Eine Frau, die zu unrechter Zeit an zu starkem Monatsfluss leidet, der auch unregelmäßig ist, lege das Betonienkraut in Wein, damit er davon den Geschmack annimmt, und sie trinke oft, und sie wird geheilt werden ... «

Indikation
Menstruationsstörungen, häufige, starke und unregelmäßige Blutungen

Rezept
- 20 g Betonikakraut
- 1 l Wein

Betonikakraut in Wein geben und abseihen, wenn der Wein etwas Betonikageschmack angenommen hat (ca. 2 Tage), davon täglich 2–3-mal ein Likörglas voll trinken.
Den Betonikawein nimmt man so lange, bis sich der Zyklus wieder normalisiert hat.

» Das Betonienkraut ist warm und bezeichnet in sich die Zeichen der Wissenschaft des Menschen mehr als andere Kräuter, wie auch häusliche und reine Tiere mehr mit dem Menschen verkehren als wilde ... Und wen oft falsche Träume plagen, der habe Betonienkraut bei sich, wenn er abends schlafen geht und wenn er schläft, und er wird weniger falsche Träume selten und spüren. «

Indikation
Alpträume, schlechter Schlaf, Schlafstörungen

Rezept
- frisches oder getrocknetes Betonikakraut

Das Betonikakraut hautnah am Körper tragen.

TIPP Getrocknetes Betonikakraut kann als Füllung für ein Kräuterkissen verwendet werden. Dazu nimmt man einen relativ weitmaschigen Bezug und füllt ihn mit Betonikakraut. Auch ein ausgedienter Damen-Feinstrumpf erfüllt zu diesem Zweck noch seinen Dienst. Der Staub des getrockneten Betonikakrauts darf und soll sogar durch den Bezug ausstauben und auf die Haut des Schäfers gelangen.

BOHNE (VICIA FABA, PHASEOLUS VULGARIS)

Die einjährige Pflanze wird als Busch- oder Stangenbohne gezogen und erreicht eine Höhe von 40 bis 300 cm. In sonnigen Lagen wächst sie auf guter Gartenerde sehr gut und trägt viele Fruchthülsen, welche die Früchte – die Bohnen – enthalten. Es gibt viele verschiedene Züchtungsformen unter den Bohnen. Ihre weißen oder roten Blüten zeigt sie von Juni bis September.

Verwendung	Ernte
Bohnenkerne	August

» Die Bohne ist warm, und für gesunde und starke Menschen ist sie gut zu essen ... Aber wer Schmerzen in den Eingeweiden hat, der koche die Bohne in Wasser unter Beigabe von etwas Fett oder Öl, und nach Entfernen der Bohne schlürfe er die warme Brühe. Dies tue er oft, und es heilt ihn innerlich. «

Indikation

Bauchschmerzen, Eingeweideschmerzen

Rezept

- 100 g Bohnenkerne
- 1 l Wasser
- 2 EL Butter

Die getrockneten Bohnen über Nacht in Wasser einweichen. Die Bohnen ca. 30 Minuten in Wasser kochen und am Schluss der Kochzeit die Butter zugeben. Mit Salz, Muskatnusspulver oder Bertram würzen.

Die Bohnen abseihen und die Brühe ohne Bohnen 1–2-mal täglich schlürfen.

Ein Heilmittel, das in jedem Garten wächst, man muss nur warten, bis die Bohnenkerne reif sind.

» ...Und wer in seinem Fleisch einen wallenden Schmerz hat und Krätze und Geschwüre, welcher Natur sie auch seien, der nehme Bohnenmehl und er füge etwas Pulver vom Fenchelsamen dazu, und mische das mit feinstem Weizenmehl in Wasser, damit es zusammenkleben kann, und so bereite er Törtchen am Feuer oder an der Sonne. Und er lege sie oft auf, und es zieht den Schmerz heraus und er wird geheilt werden. «

Indikation

Hautgeschwüre (Unterschenkelgeschwür), Hautausschläge, an- und abschwellende bzw. tobende Schmerzen im Muskel- und Bandapparat (evtl. Schmerzen durch Borellien?)

Rezept

- 100 g Bohnenmehl
- 100 g Weizenweißmehl
- 20 g Fenchelpulver
- Wasser nach Bedarf

Die Zutaten miteinander vermischen und mit so viel Wasser als nötig zu einem gut formbaren Teig kneten, dünn ausrollen (je nach Größe der benötigten Auflage). Diese fertig ausgerollten Auflagen lassen wir entweder an der Sonne trocknen (Sommer) oder im Backofen leicht überbacken, sodass sie dennoch weich und elastisch sind, wenn sie auf die betreffenden Körperstellen aufgelegt werden. Diese Auflagen mit einer Hanf- oder Mullkompresse abdecken und anschließend mit einer elastischen Binde fixieren. Je nach Bedarf die Auflage 3–5-mal täglich erneuern.

BRENNNESSEL
(URTICA DIOICA, URTICA URENS)

Die große Brennnessel ist eine ausdauernde Pflanze und wird bis zu 120 cm hoch, die kleine Brennnessel ist einjährig und erreicht nur etwa 40 bis 50 cm. Beide Arten wachsen auf beinahe jedem Boden, stellen an die Lichtverhältnisse keine besonderen Ansprüche und dienen auch Insekten als Nahrung. Die Blüte dauert von Juli bis September.

Verwendung	Ernte
Brennnesselkraut, frisches	April bis Mai

Indikation
Magenverstimmung, Magenverschleimung, Frühjahrskur

Rezept
- frische Brennnesselblätter
- Butter
- Salz, Knoblauch, evtl. Rahm

Frische Brennnesselblätter blanchieren und pürieren, kurz in Butter dünsten, mit Salz, Knoblauch oder Rahm abschmecken.
Als Frühjahrskur: ca. 3-mal wöchentlich eine kleine Portion als Beilage essen.

Indikation
Vergesslichkeit, Konzentrationsschwäche

Rezept
- 10 g frisches Brennnesselkraut oder 10 ml frischen Brennnesselsaft
- 40 ml Olivenöl

Das junge Brennnesselgrün in der Reibschale oder mit einem elektrischen Passierstab zu einem feinen Pflanzenbrei verreiben und mit dem Olivenöl vermischen und in einem Glasfläschchen aufbewahren.
Mit diesem »Gedächtnisöl« reibe man sich abends vor dem Schlafengehen 1) das Brustbein, 2) die beiden Schläfen mit je ein paar Tropfen kräftig ein.

» Aber wenn sie frisch aus der Erde sprießt, ist sie nützlich für Speisen, wenn sie gekocht wird, weil sie den Magen reinigt. «

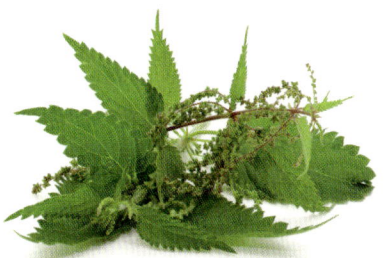

» ... Und ein Mensch, der gegen seinen Willen vergesslich ist, der zerstoße die Brennnessel zu Saft und füge etwas Olivenöl hinzu, und wenn er schlafen geht, salbe er damit seine Brust und die Schläfen, und dies tue er oft, und die Vergesslichkeit in ihm wird gemindert werden. «

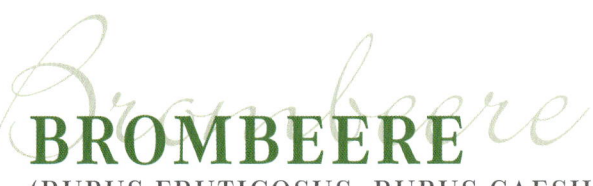

BROMBEERE
(RUBUS FRUTICOSUS, RUBUS CAESIUS)

Die ausdauernde, schlingend wuchernde Pflanze wird bis zu 10 m lang. Sie bildet Wurzelableger und vermehrt sich auf diese Weise. In der freien Natur kommt sie an Waldrändern und in Hecken vor, wo sie von Mai bis August weiß bis rosafarben blüht. Großfruchtige Kultursorten werden auch im Garten angepflanzt.

Verwendung	Ernte
Brombeerblätter	vor und während der Blüte (Mai bis Juli)

» Der Brombeerstrauch, an dem die Brombeeren wachsen, ist mehr warm als kalt ... Aber auch wenn jemand an der Lunge leidet und in der Brust hustet, dann nehme er Bertram, und weniger von den Brombeeren als Bertram, so auch vom Ysop weniger als von diesen Brombeeren und von Dost weniger als von diesen, und er füge Honig bei, und er koche das stark in gutem Wein, und dann seihe er es durch ein Tuch und so, nachdem er mäßig gegessen hat, trinke er das, und nach einer vollen Mahlzeit trinke er genug davon und das tue er oft, und die Lunge wird die Gesundheit wiedererlangen, und der Schleim wird von der Brust weggenommen ... «

Indikation
Husten, Verschleimung, Mukoviszidose, Bronchitis, Rippenfellentzündung, Katarrh

Rezept
- 30 g Bertramwurzel
- 25 g Brombeerblätter
- 20 g Ysopkraut
- 15 g Origanum
- 500 g Honig
- 4 l Wein

Die Kräutermischung mit dem Honig ca. 5 Minuten lang in Wein kochen, abseihen und heiß in Flaschen füllen.
Von diesem Brombeerelixier nimmt man
– nach jeder kleinen Mahlzeit 1–2 EL voll,
– nach jeder großen Mahlzeit 1–2 Likörgläser voll ein.
Kindern gibt man je nach Alter und Größe der Mahlzeit ½–2 Teelöffel nach dem Essen.

TIPP Das »Brombeerelixier« ist ein hervorragendes Hausmittel für die ganze Familie.

Indikation

offene, eitrige Hautgeschwüre bei Mensch und Tier

Rezept

- Brombeerblätterpulver

Die trockenen Brombeerblätter fein pulverisieren und hauchdünn auf die betroffene Stelle aufpudern.

» Der Brombeerstrauch, an dem die Brombeeren wachsen, ist mehr warm als kalt ... Und wenn Würmer einen Menschen zernagen, dann pulverisiere diese Brombeere und dieses Pulver streue auf jene Stelle, wo die Würmer das Fleisch des Menschen oder des Viehs zerfressen, und sie werden sterben, und so wird jener geheilt ... «

BRUNNENKRESSE
(NASTURTIUM OFFICINALE)

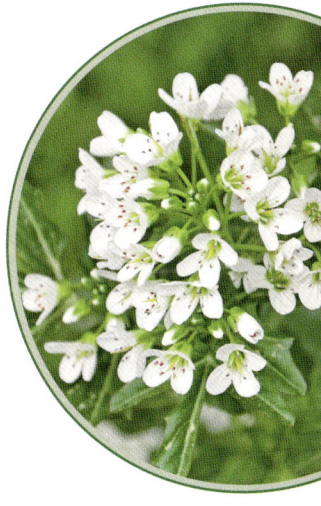

Die ausdauernde Sumpf- und Uferpflanze wird bis zu 50 cm hoch. Wird sie im Garten kultiviert, benötigt sie einen sehr feuchten Standort oder genügend künstliche Bewässerung und viel Licht, um sich wohlzufühlen. Während der Blütezeit im Juni besuchen auch Bienen die weißen Blüten, um sich Nektar zu holen.

Verwendung	Ernte
Brunnenkressekraut	während der Vegetationsperiode

Indikation

Gelbsucht, Fieber, Verdauungsstörungen

Rezept

- frische Brunnenkresse
- evtl. Butter und Salz

Brunnenkresse mit etwas Wasser dünsten, evtl. mit etwas Butter und Salz abschmecken und warm essen.
1-mal täglich ca. 4–5 EL gedünstete Brunnenkresse essen.

» Die Brunnenkresse ist von warmer Natur, und gegessen nützt sie dem Menschen nicht viel und schadet ihm auch nicht viel. Aber wer Gelbsucht hat oder Fieber, der dünste Brunnenkresse in einer Schüssel und esse sie oft warm, und sie wird ihn heilen. Und wer gegessene Speisen kaum verdauen kann, der dünste ebenfalls Brunnenkresse in einer Schüssel, weil ihre Kräfte aus dem Wasser stammen, und so esse er, und sie wird ihm helfen. «

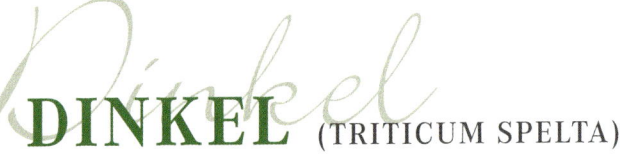

DINKEL (TRITICUM SPELTA)

Die einjährige, bis zu 130 cm hohe Getreideart wächst beinahe auf allen Böden. Sie wird im Herbst häufig als letzte Frucht in der Fruchtfolge angebaut und im darauffolgenden Jahr im August geerntet. Jedes Dinkelkorn ist von einem Spelz eingehüllt, der in Mühlen mit speziellen Reinigungsmaschinen (Gerbgang) entfernt wird. Dinkel – wie jede andere Getreideart auch – liebt sonnige, mäßig feuchte Lagen. Von einem Anbau in Balkonkästen und im Garten möchte ich – aus Rentabilitätsgründen – abraten.

NOCH EIN HINWEIS ZUM ANBAU:

Dinkel wird im Herbst im Spelz angebaut und nicht in geschältem Zustand - so wie wir die Körner im Laden kaufen können. Der Anbau im Spelz hat den Vorteil, dass das Korn einen gewissen Schutz gegen äußere Einflüsse (Krankheitsbefall, mechanische, thermische, chemische Einwirkungen) hat. Somit kann auch im konventionellen Anbau auf chemische Saatbeizmittel verzichtet werden, welche im ökologischen Landbau ohnehin nicht erlaubt sind.

Verwendung	Ernte
Dinkelkörner	August

Indikation

Kraftlosigkeit, Magersucht, Schwäche, zehrende Erkrankungen (evtl. Aids), Zustand nach Herzinfarkt, Schlaganfall, Virusgrippe; Basisdiätmittel

Rezept

- 2–3 EL Dinkelkörner
- ½ l Wasser
- Butter oder Eidotter, je nach Geschmack

Dinkelkörner in Wasser kochen (ca. 30 Minuten) und je nach Geschmack Butter oder Eidotter unterquirlen. Diese Dinkelsuppe kann mit Salz, Bertram, Galgant oder Muskatnuss gewürzt werden.

» Der Dinkel ist das beste Getreide, und er ist warm und fett und kräftig, und er ist milder als andere Getreidearten, und er bereitet dem, der ihn isst, rechtes Fleisch und rechtes Blut, und er macht frohen Sinn und Freude im Gemüt des Menschen. Und wie immer auch man ihn isst, sei es in Brot, sei es in anderen Speisen, er ist gut und mild. «

Dinkel ist das Grundnahrungsmittel in der Hildegard-Küche und in der Hildegard-Heilkunde. Er gehört in die tägliche Ernährung. Man kann ohne Übertreibung sagen: Ohne Dinkel gibt es keine Hildegard-Küche; ob als Dinkelschrot, Dinkelgrieß, Dinkelflocken, Dinkelfeinmehl oder als ganze Dinkelkörner. Er ist in der Ernährung durch kein anderes Getreide ersetzbar, aber alle anderen Getreidearten können durch ihn vollwertig ersetzt werden.

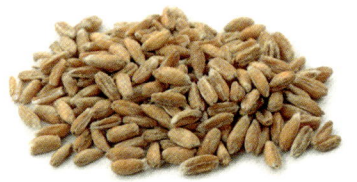

DIPTAM (DICTAMNUS ALBUS)

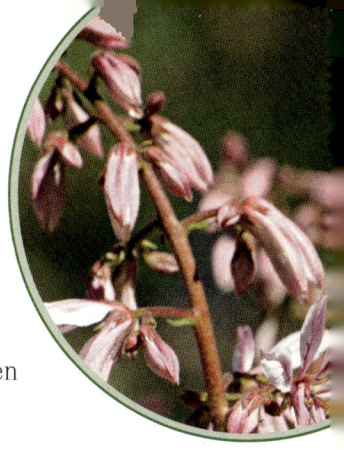

Der ausdauernde Halbstrauch wird 40 bis 100 cm hoch und kann im Garten im Halbschatten an einem trockenen Platz angesiedelt werden. Seine rosaroten Blüten zeigt er von Mai bis Juni. Er ist eine optische Bereicherung für jeden Garten; auch Insekten haben ihre Freude an ihm.

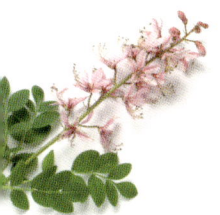

Verwendung	Ernte
Diptamkraut	vor und während der Blütezeit (Mai bis Juni)
Diptamwurzel	Herbst

Indikation

Gallenstein, Blasenstein, Nierenstein

Rezept

- 250 ml Weinessig
- 2 gehäufte EL Honig
- 1 TL Diptampulver

Alle Zutaten zusammen in ein Schraubglas geben, gut miteinander verrühren Vor jeder Mahlzeit einen Teelöffel voll entweder pur oder in etwas Fencheltee trinken.

Indikation

Herzschmerzen, Koronarsklerose

Rezept

- Diptampulver (aus Kraut oder Wurzel) 1-mal täglich 1–2 Messerspitzen Diptampulver auf einem Stückchen Weizen- oder Dinkelbrot essen.

» ... Denn der Stein, das ist ›steyn‹, wächst von fetter Natur im Menschen. Wenn er so zu wachsen beginnt, pulverisiere jener Diptam und esse dieses Pulver oft mit Weizenbrot und er hindert den Stein am Wachsen. Und der Mensch, in dem der Stein (bereits) wuchs, der lege das Diptampulver in Essig, der mit Honig vermischt ist, und er trinke dies oft nüchtern, und der Stein in ihm wird zerbrochen. ... «

Hildegard unterscheidet hier, ob der Stein im Begriff ist sich zu entwickeln oder ob der Stein schon vorhanden ist. In der Regel stellt man einen Stein erst fest, wenn er sich schon gebildet hat, dann kann dieser »Diptamessig« genommen werden, doch auch hier gilt wie bei allen anderen Rezepturen: Zuerst die Diagnose stellen, dann erst behandeln. Siehe auch das Kapitel »Können Heilpflanzen schaden«!

» Der Diptam ist warm und trocken, und er hat die Kräfte des Feuers und die Kräfte des Steins in sich, weil er in seinen Kräften hart wie ein Stein ist. ... Aber auch wer im Herzen Schmerzen hat, esse das aus Diptam gemachte Pulver, und der Herzschmerz wird weichen. «

TIPP Diptampulver benötigen wir auch zur Herstellung des Sivesan-Pulvers (siehe Fenchel).

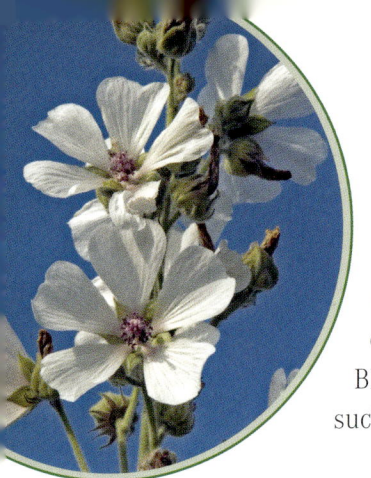

EIBISCH (ALTHAEA OFFICINALIS)

Der Eibisch ist eine mehrjährige Pflanze, die auch gerne als Schmuckstaude verwendet wird. Er erreicht eine Höhe von ca. 1 bis 1,50 m. Die zart- bis weißrosafarbigen Blüten erscheinen von Juli bis August. Er wird gerne von Bienen und Hummeln besucht.

Verwendung	Ernte
Eibischwurzel	Herbst

» Der Eibisch ist warm und trocken und er ist gut gegen Fieber. Ein Mensch, der Fieber hat, welche immer es sind, der zerstoße Eibisch in Essig und er trinke das morgens nüchtern und abends, und das Fieber, welcher Natur es auch sei, wird weichen. ... «

Indikation

Fieber (erhöhte Körpertemperatur)

Rezept

- 1 EL Eibischwurzel
- ca. 200 ml Weinessig

Den Weinessig in ein Glas mit Deckel geben und die Eibischwurzel dazuschütten. Dieser Eibischessig kann nach etwa 1–2 Stunden verwendet werden, wenn der Weinessig den Geschmack des Eibisch etwas angenommen hat.

Zur Behandlung des Fiebers wird ein Esslöffel Eibischessig in etwas Wasser gerührt und morgens nüchtern getrunken, dieselbe Menge wird abends noch einmal genommen. Bei Kindern reicht in der Regel 1 Teelöffel voll.

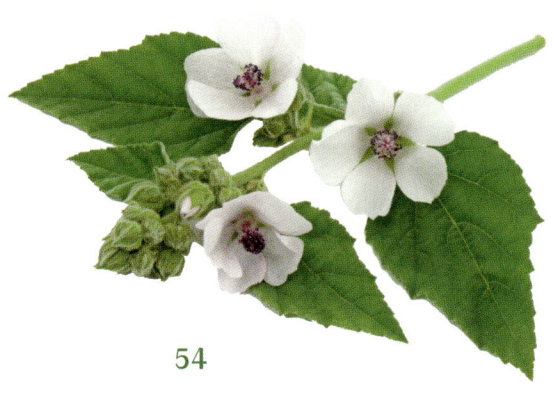

EISENKRAUT (VERBENA OFFICINALIS)

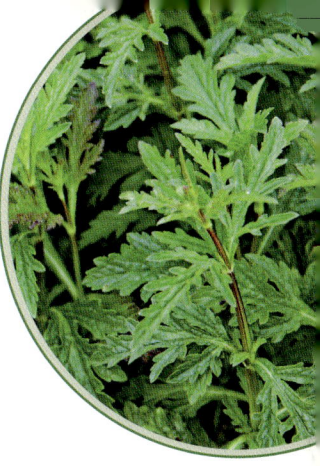

Die ausdauernde Pflanze erreicht eine Höhe von 60 bis 100 cm. Sie benötigt einen sonnigen Platz an einem mäßig feuchten Standort. Die blasslilafarbenen Blüten zeigen sich von Juli bis September.

Verwendung	Ernte
Eisenkraut	Mai bis September

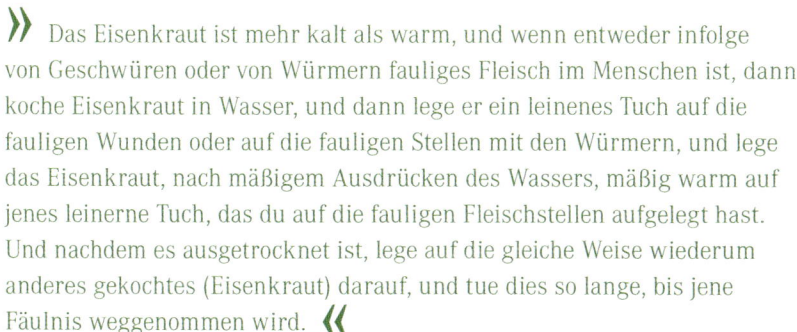

» Das Eisenkraut ist mehr kalt als warm, und wenn entweder infolge von Geschwüren oder von Würmern fauliges Fleisch im Menschen ist, dann koche Eisenkraut in Wasser, und dann lege er ein leinenes Tuch auf die faulen Wunden oder auf die faulen Stellen mit den Würmern, und lege das Eisenkraut, nach mäßigem Ausdrücken des Wassers, mäßig warm auf jenes leinerne Tuch, das du auf die faulen Fleischstellen aufgelegt hast. Und nachdem es ausgetrocknet ist, lege auf die gleiche Weise wiederum anderes gekochtes (Eisenkraut) darauf, und tue dies so lange, bis jene Fäulnis weggenommen wird. «

Indikation
eitrige Wunden, Dekubitus, Abszesse, Furunkel, Gürtelrose, Brustentzündung, Ulcus cruris

Rezept
- frisches oder getrocknetes Eisenkraut (Menge je nach Größe der Entzündung)
- Leinentuch

2–3-mal täglich ein bis zwei Packungen auflegen. Eisenkraut in Wasser ca. 5 min kochen. Ein steriles (frisch gebügeltes) Leinentuch auf die Wunde bzw. auf die Entzündung legen und das gekochte, leicht ausgedrückte, körperwarme Eisenkraut darauflegen. Die Eisenkrautauflage ist bei Bedarf zu erneuern, wobei stets frisch gekochtes, neues Eisenkraut aufgelegt wird. Der Einfachheit halber kann man sich auch Eisenkrautpackungen in Leinsäckchen herstellen. In die Säckchen wird Eisenkraut gefüllt. Diese Packung kochen wir ca. 5 min in Wasser, drücken sie leicht aus und legen sie warm auf die Wunde. Bevor die Packung ganz trocken wird, ersetzen wir sie durch eine neue.

» Aber wenn jemandem die Kehle aufschwillt, wärme er mäßig Eisenkraut in Wasser, und er lege es so mäßig warm auf seine Kehle und binde ein Tuch darüber, und dies hie er, bis die Schwellung verschwindet. «

Indikation
Kehlkopfentzündung, Kropf, Mandelentzündung, (Mumps?), Bronchitis, Lungenentzündung

Rezept
- 5–7 EL Eisenkraut (je nach Halsweite)
- Wasser

Eisenkraut in Wasser kurz aufkochen und auf den Hals auflegen. Mit einem Tuch fixieren und 2–3 Stunden einwirken lassen. In akuten Fällen 2–5-mal täglich anwenden.

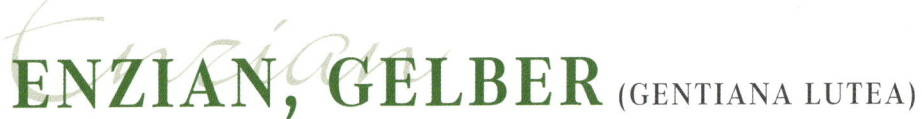

ENZIAN, GELBER (GENTIANA LUTEA)

Die ausdauernde Pflanze wird 50 bis 120 cm hoch und bildet einen kräftigen Wurzelstock aus. Für ein gutes Wachstum benötigt der gelbe Enzian einen sonnigen Platz auf einem feuchtnassen Boden. Seine gelben Blüten, die auch von Bienen gerne besucht werden, zeigt er von Juni bis August. Aufgrund seiner »kräftigen Statur« kann er im Garten auch als Solitärpflanze eingesetzt werden.

Verwendung	Ernte
Enziankraut	vor und während der Blütezeit
Enzianwurzel	September bis Oktober oder Februar bis März

》 ... Wer aber einen Schmerz im Herzen hat, dass er meint, sein Herz (Leben) hinge nur noch an einem Strang, der pulverisiere Enzian, und er esse dieses Pulver in Suppen, und es stärkt sein Herz ... 《

Indikation
starke Herzschmerzen

Rezept
• ½–1 TL Enzianpulver
Das Enzianpulver über eine Suppe streuen und löffeln. Bei Bedarf 1–2-mal täglich wiederholen.

Wichtig:
1) Das Enzianpulver wird nicht mitgekocht, sondern erst bei Tisch über die Suppe gestreut.
2) Die Suppe soll in jedem Fall frei von den sogenannten Küchengiften (Lauch, Linsen, Schweinefleisch, Aal) sein, wenn sie eine gesundheitsfördernde Wirkung haben soll.

FENCHEL (FOENICULUM VULGARE)

Fenchel kann sowohl einjährig als auch ausdauernd sein. Er erreicht eine Höhe von 100 bis 200 cm. Seine gelben Blüten, die er von Juli bis September ausbildet, werden von Insekten gerne beflogen. Fenchel benötigt einen sonnigen Platz und mäßig feuchte Erde, um gut zu gedeihen, und wird zur Samengewinnung feldmäßig angebaut. Neben dem Körnerfenchel gibt es auch den Gemüsefenchel, der in jedem Garten gezogen werden kann. Vom Gemüsefenchel sammeln wir auch das Blattgrün und trocknen dieses, weil es bis jetzt im Handel nicht erhältlich ist, aber für Heilmittelzubereitungen benötigt und als Suppengrün verwendet werden kann.

Verwendung	Ernte
Fenchelfrüchte, Fenchelknollen	Sommer

Indikation

Verdauungsstörungen, Kraftlosigkeit, Abmagerung, Magersucht, Verdauungsschwächen, Hypotonie - Hypertonie, Wetterfühligkeit, zur allgemeinen Erhaltung der Gesundheit

Rezept − Sivesan-Pulver

- 32 g Fenchelsamen
- 16 g Galgantwurzel
- 8 g Diptamkraut
- 4 g Habichtskraut

Die verschiedenen Bestandteile miteinander vermischen, pulverisieren und ganz fein aussieben.
Ca. eine halbe Stunde nach dem Mittagessen ½ TL Pulver in einem Likörglas warmem Wein nehmen.

» Wie immer der Fenchel gegessen wird, macht er den Menschen fröhlich und vermittelt ihm angenehme Wärme und guten Schweiß, und er verursacht gute Verdauung [...]. Der Mensch nehme auch Fenchelsamen und zur Hälfte davon Galgant und zur Hälfte von Galgant Diptam und zur Hälfte vom Diptam Habichtskraut, und dies pulverisiere er gleichzeitig und siebe es durch ein Tuch, und eine **mäßige Stunde nach dem Mittagessen** schütte er dieses Pulver in warmen Wein, nicht heiß, und er trinke das. Und dieses Pulver erhält dem gesunden Menschen die Gesundheit, den Kranken aber stärkt es und verhilft dem Menschen zur Verdauung, und gibt. ihm Kräfte, und es vermittelt eine gute und schöne Gesichtsfarbe, und jedem Menschen, ob er gesund oder krank ist, nützt es, wenn es nach dem Essen genommen wird. «

» Wer Fenchel oder seinen Samen täglich nüchtern isst, der vermindert den üblen Schleim oder die Fäulnis in ihm und er unterdrückt den üblen Geruch seines Atems, und seine Augen werden klarer sehen … «

Indikation
Erhaltung der Gesundheit, Atemgeruch (Mundgeruch), als Augenmittel

Rezept
- ½–1 TL Fenchelfrüchte

½–1 TL Fenchelfrüchte morgens nüchtern kauen oder 2–3 Fencheltabletten langsam im Munde zergehen lassen.

» …Sogar ein Mensch, den die Melancholie plagt, der zerstoße Fenchel zu Saft, und er salbe oft Stirn, Schläfen Brust und Magen, und die Melancholie wird weichen … «

Indikation
Burn out, Depression, Niedergeschlagenheit, Freudlosigkeit

Rezept
- Fenchelsaft

Mehrmals täglich Stirn, Schläfen, Brust und die Magengrube mit frisch gepreßtem Fenchelsaft oder konservierter Fencheltinktur einreiben

Wer bei dieser Anwendung den Fenchelsaft frisch pressen will, sollte Gemüsefenchel verwenden, weil dieser mehr Saft gibt als das Kraut des sonst verwendeten Körnerfenchel. Mittlerweile gibt es im Fachhandel sehr gute Obst- und Gemüsesaftpressen. Diese erleichtern die Herstellung von frischen Säften ungemein.

» … Wenn jemand gebratenes Fleisch oder gebratenen Fisch oder etwas anderes Gebratenes gegessen hat und davon Schmerzen leidet, der esse alsbald Fenchel oder seinen Samen und es wird ihn weniger schmerzen … «

Indikation
Bauchschmerz, Völlegefühl, »Magendrücken« nach dem Genuss von Gebratenem

Rezept
- ½ –1 TL Fenchelkörner oder
- Fencheltabletten

Bei Beschwerden nach dem Essen ½–1 TL Fenchelkörner kauen.

Wer keine Fenchelkörner zur Hand hat, kann auch Galgant (siehe dort) in Form von Pulver oder Galganttabletten nehmen und er wird die Erleichterung alsbald spüren.

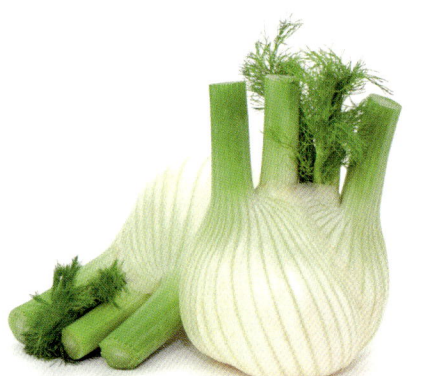

FLOHSAMEN
(PLANTAGO INDICA; PLANTAGO PSILLIUM)

Der Flohsamen ist eine einjährige Pflanze, die ca. 30 cm hoch werden kann. Sie gedeiht in sonnigen Lagen in mäßig feuchter Erde. Flohsamen wird – wie der Körnerfenchel auch – feldmäßig zur Samengewinnung angebaut.

Verwendung	Ernte
Flohsamen	nach Ausreifung der Samen
Flohsamenkraut	Juni bis August

Indikation
Depressionen, Allergieneigung, Stimmungsschwankungen, Allergiefieber

Rezept
- 1 TL Flohsamen
- ¼ l Wein oder
- Flohsamenkraut, eine Handvoll
- ½ Wein

Flohsamen (oder sein Kraut) ca. 3 Minuten in Wein köcheln, abseihen und warm trinken.

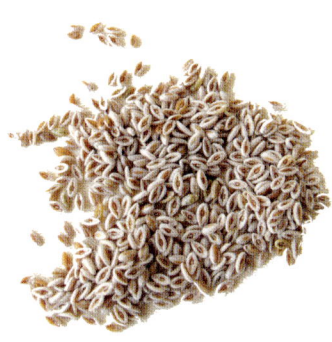

Rezept bei Allergieneigung
- 1 EL Flohsamen
- ¼ l Wein

Flohsamen in Wein 1-mal aufkochen, abseihen, die Körner oder das gekochte Kraut in ein dünnes Tuch einschlagen und warm auf die Magengegend packen. Dazu den warmen »Flohsamenwein« trinken.

Rezept bei Depressionen, Melancholie
- Flohsamen

Täglich 1–2 EL Flohsamen pur essen. Wenn wir Flohsamen pur essen, dann müssen wir pro Esslöffel ungefähr ¼ l Flüssigkeit trinken, weil dieser sonst den Magen-Darm-Trakt austrocknen und so erhebliche Beschwerden verursachen kann.

TIPP Flohsamen wird auch gerne bei Stuhlverstopfung eingenommen. Dazu wird ca. 1 EL Flohsamen über Nacht je nach Geschmack in einer Tasse Fencheltee, Wasser oder Fruchtsaft eingeweicht und am nächsten Tag nach dem Frühstück eingenommen.

» ... Und wer es im Wein kocht und den Wein so warm trinkt, dem nimmt es starke Fieber, das heißt ›fiber‹. Und den bedrückten Geist eines Menschen macht es durch seine angenehme Mischung froh, und es fördert und stärkt sein Gehirn, sowohl durch die Kälte als auch durch seine Mischung, zur Gesundung. Aber auch wer Magenfieber hat, koche Flohsamen in Wein, seihe es ab, schlage den Flohsamen in ein Tuch und binde es so warm auf seinen Magen, und er wird das Fieber aus seinem Magen vertreiben. «

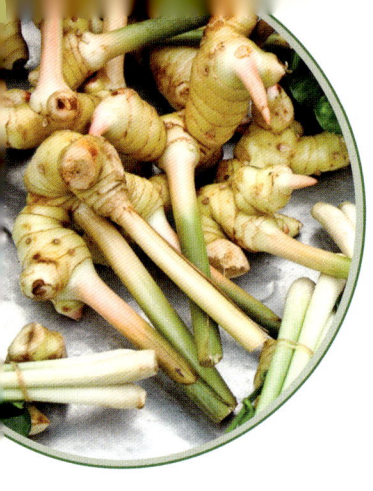

GALGANT (ALPINIUM OFFICINARUM)

Galgant ist eine ausdauernde, dem Ingwer ähnliche Pflanze und wird in Indien, Thailand und auf Hainan kultiviert.

Verwendung	Ernte
Galgantwurzel	bei uns nicht möglich

>> Der Galgant ist ganz warm und hat keine Kälte in sich und ist heilkräftig ... und wer im Rücken oder in der Seite wegen üblen Säften Schmerzen hat, der siede Galgant in Wein und trinke ihn oft warm, und der Schmerz wird aufhören. <<

Indikation
Rückenschmerzen, Seitenstechen

Rezept
- 1 TL geschnittene Galgantwurzel
- ¼ l Wein

Galgantwurzel ca. 10 Minuten in Wein köcheln lassen, auf Trinktemperatur abkühlen lassen und noch warm in kleinen Schlucken trinken.

>> Und wer Herzweh hat, und wer im Herz schwach ist, der esse bald genügend Galgant, und es wird ihm besser gehen. <<

Indikation
Herzschmerz, Herzstechen, Herzsensationen, Kraftlosigkeit, Angina pectoris. Kreislaufschwäche, Magenschmerzen, Durchblutungsstörungen, rasche Ermüdbarkeit

Rezept
- 1 MS Galgantpulver oder 0,1 g –0,2 g Galganttabletten

Auf der Zunge zergehen lassen.

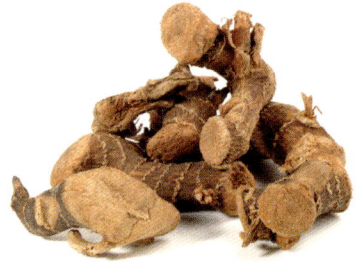

TIPP Galgant ist kein Mittel, das diese Krankheiten heilt, er sorgt aber für eine rasche Linderung der Beschwerden. Zur Heilung von Herzschmerzen siehe Enzian (gelber) und Petersilie.

Indikation

hohes Fieber, Hitzewallungen

Rezept

- 1–2 MS Galgantpulver
- 150 ml Quellwasser

Das Galgantpulver mit Quellwasser mischen und so trinken. Wichtig in diesem Rezept ist, dass es sich bei dem Wasser um Quellwasser handeln muss.

» Und wer ein hitziges Fieber in sich hat, der pulverisiere Galgant und trinke dieses Pulver in Quellwasser und er wird das hitzige Fieber löschen. «

GERSTE (HORDEUM VULGARE)

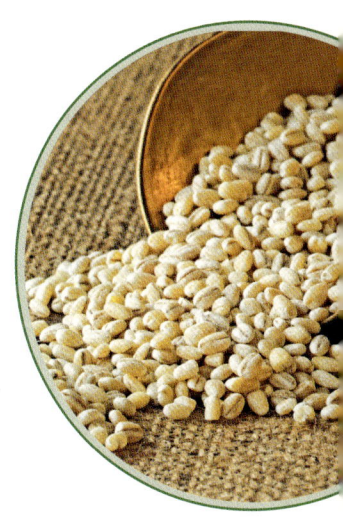

Gerste ist eine einjährige Getreidepflanze. Wir unterscheiden Sommer- und Wintergerste. Wintergerste wird im Herbst angebaut und im Sommer des folgenden Jahres geerntet; Sommergerste hingegen wird im Frühjahr gesät und im Sommer desselben Jahres geerntet. Beide Gerstenarten haben dieselbe medizinische Wirkung! Von einem Anbau im Garten oder Balkonkasten möchte ich – wie beim Dinkel – aus Rentabilitätsgründen abraten.

Verwendung	Ernte
Gerstenkörner	Juli

Indikation

Körperschwäche, Kraftlosigkeit, Muskelschwund, Magersucht

Rezept

- 5 kg ganze Gerstenkörner
- 50–80 l Wasser

Die Gerstenkörner in Wasser ca. 15 Minuten kochen, den Absud in einen Waschzuber gießen und darin baden.

Anfangs 2–3-mal wöchentlich bei ca. 37–40 °C 15–20 Minuten lang baden, anschließend längere Zeit (mindestens zwei Stunden) ruhen. Die Bäder werden in der Regel so lange gemacht, bis sich der Patient gesund und kräftig fühlt.

» Aber der Kranke, der schon am ganzen Körper kraftlos ist, der koche die Gerste stark in Wasser, und er gieße jenes Wasser in einen Badezuber und nehme darin ein Bad, und er tue dies oft, bis er geheilt wird und das Fleisch seines Körpers wiedererlangt. «

» Und wer sogar so krank ist, dass er kein Brot essen kann, der nehme Gerste und Hafer in gleichem Gewicht und füge etwas Fenchel bei und koche das zusammen in Wasser, und wenn es gekocht ist, seihe er jenen Absud durch ein Tuch und trinke ihn wie eine Brühe anstelle des Brotessens, und er tue dies, bis er gesundet ... «

Indikation

Körperschwäche, Kraftlosigkeit, Muskelschwund, Magersucht, unterstützend bei zehrenden Krankheiten

Rezept

- 40 g ganze Gerstenkörner
- 40 g ganze Haferkörner
- 5 g Fenchelkörner oder ½ Knolle Gemüsefenchel
- 1 l Wasser

Alle Zutaten ca. 15 Minuten in Wasser köcheln, abseihen und diesen Absud über den Tag verteilt trinken oder anstelle von fester Nahrung zu sich nehmen. Keine Gewürze dazugeben, nur evtl. etwas salzen.

» ... Aber wer im Gesicht eine harte und rauhe Haut hat, die sich vom Wind leicht schuppt, der koche Gerstenkörner in Wasser. Dann wasche er sich sanft das Gesicht mit dem durch ein Tuch geseihten mäßig warmen Absud, und seine Haut wird weich und mild sein und eine schöne Farbe haben ... «

Indikation

rauhe Gesichtshaut, schuppige Gesichtshaut

Rezept

- 2–4 EL Gerstenkörner
- 1 l Wasser

Die Gerstenkörner ca. 10 Minuten in Wasser zugedeckt köcheln lassen, abseihen und mit dem abgekühlten, aber noch warmen Wasser das Gesicht sanft waschen. Diese Anwendung sollte anfangs täglich gemacht werden. Dabei kann man den Absud auch am nächsten Tag noch verwenden, er sollte für die Waschung allerdings etwas angewärmt werden.

» ...und wenn der Kopf des Menschen krank ist, werde er oft mit diesem Absud gewaschen, und er wird gesund sein. «

Indikation

verschiedene Kopfkrankheiten, Kopfschuppen, Kopfschmerz, unterstützend bei allen Augen- und Hals-, Nasen- und Ohrenleiden

Rezept

- 2–4 gehäufte EL Gerstenkörner
- 1 l Wasser

Die Herstellung ist wie bei dem Absud für raue Gesichtshaut, nur dass hier nicht nur das Gesicht sondern der ganze Kopf gewaschen wird. Diese Anwendung sollte anfangs täglich dann wenigstens jeden 2. Tag durchgeführt werden.

GEWÜRZNELKE
(SYZYGIUM AROMATICUM)

Die Gewürznelkenpflanze ist ein 8 bis 12 m hoher Baum, der auf den südlichen Philippinen heimisch ist, aber in vielen Ländern mit Tropenklima kultiviert wird. Die Gewürznelken selbst sind die kurz vor dem Aufblühen gesammelten und getrockneten Blütenknospen der Gewürznelkenpflanze.

Verwendung	Ernte
Gewürznelken	bei uns nicht möglich

Indikation
Kopfschmerzen, Kopfbrummen, Bluthochdruck, beginnende Aszites (Bauchwassersucht), unterstützend bei Knalltrauma

Rezept
• Gewürznelken
Bei Bedarf 2–3 Gewürznelken kauen.

» ... Und wenn jemand Kopfschmerzen hat, sodass ihm der Kopf brummt, wie wenn er taub wäre, esse oft Nelken, und das mindert das Brummen in seinem Kopf. Und wenn kranke Eingeweide im Menschen anschwellen, dann passiert es, dass diese Schwellung der Eingeweide die Wassersucht hervorbringt. Wenn also die Wassersucht im Entstehen ist, esse dieser Mensch oft Nelken, und diese unterdrücken die Krankheit ...! «

Die Symptome, die Hildegard im ersten Teil des Textes beschreibt, deuten ziemlich eindeutig auf einen Bluthochdruck hin. Zur Behandlung der Hypertonie genügt es allerdings nicht, 2–3 Gewürznelken täglich zu kauen. Auch eine konsequente Nahrungsumstellung und eine Säftereinigung durch Schröpfen oder Aderlass müssen in die Behandlung mit einbezogen werden.

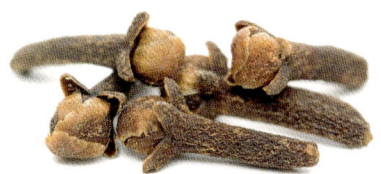

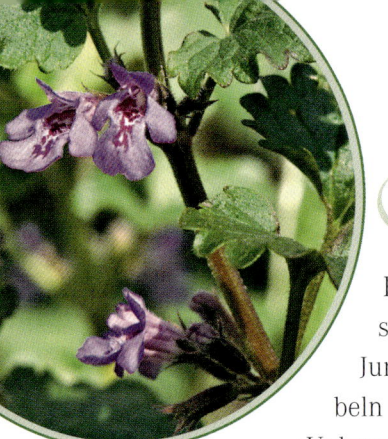

GUNDELREBE (GLECHOMA HEDERACEA)

Die kriechende, ausdauernde Pflanze wird ca. 50 bis 100 cm lang. Sie bevorzugt sonnige bis halbschattige, feuchte Lagen. Ihre blauen Blüten, die sie von März bis Juni hervorbringt, werden gerne von Insekten beflogen. Gundermann kann in Kübeln und Trögen oder als Bodendecker gezogen werden. Kommt im Garten häufig als »Unkraut« vor.

Verwendung	Ernte
Gundelrebenkraut	während der Vegetationsperiode, April bis Oktober

» ... Aber wenn üble Säfte den Kopf wie ›doum‹ plagen, sodass auch seine Ohren tosen, der bringe Gundelrebe in warmem Wasser zum Sieden, und nach Ausdrücken des Wassers lege er sie so warm um seinen Kopf, und sie mindert das ›doum‹ in seinem Kopf und öffnet sein Gehör. «

Indikation

»Kopfgeräusche«, Ohrensausen, M. Méniére, unterstützend bei Knalltrauma

Rezept

- frisches oder getrocknetes Gundelrebenkraut

Gundelrebenkraut in einem Topf Wasser ca. 5 Minuten kochen, das Wasser abdrücken und das Kraut um den Kopf legen und mit einem Badehandtuch in Form eines Turban befestigen.
Diese Packung 1-mal täglich 2–3 Stunden einwirken lassen.

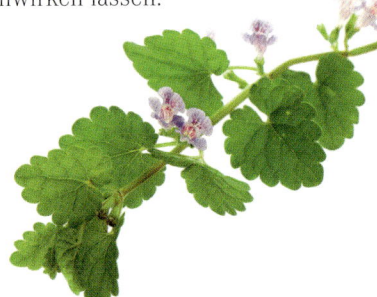

» Die Gundelrebe ist mehr warm als kalt, und sie ist trocken, und sie hat gewisse Farbstoffe weil ihre Grünkraft nützlich ist, sodass ein Mensch, der matt ist und dem die Vernunft schwindet, in erwärmtem Wasser baden und die Gundelrebe in Mus oder in Suppen kochen soll, und er esse sie oft entweder mit Fleisch oder mit ›cucheln‹ und sie wird ihm helfen. «

Indikation

beginnendes Alzheimer-Syndrom, Frühjahrsmüdigkeit, Depression

Rezept

- 500 g frisches Gundelrebenkraut
- 10–15 l Wasser

Die Gundelrebe in Wasser ca. 10 Minuten köcheln lassen und den Absud als Badezusatz in die bereits mit warmem Wasser eingelassene Badewanne zugeben. Eine Portion der gekochten Gundelrebe kann als »Spinatersatz« zu Fleisch oder warmem Gebäck gegessen werden. Die Bäder 1–2-mal wöchentlich durchführen, den »Spinatersatz« (eine kleine Menge) wenn möglich täglich als Beilage servieren.

Indikation

Unterstützendes Mittel bei allen Kopferkrankungen (Schwerhörigkeit, Schwachsichtigkeit, Kopfschmerzen, Ohrentzündung ...)

Rezept

- 1 TL Gundelrebenasche
- Wasser

1 Teelöffel voll Gundelrebenasche in warmes Wasser einrühren und damit den Kopf waschen. Die Haare nicht mit Warmluft, sondern an der Luft trocknen lassen (Herstellung von Asche siehe: Herstellung von Heilmitteln).

» ...und wenn jemand mit Lauge seinen Kopf häufig mit ihr wäscht, dann vertreibt er viele Krankheiten von seinem Kopf, und er verhindert, dass er geschwächt wird. «

HABICHTSKRAUT
(HIERACIUM PILOSELLA)

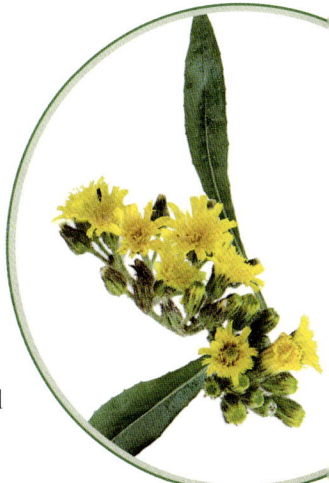

Das kleine Habichtskraut ist eine ausdauernde Kriechpflanze, die eine Höhe von ca. 15 cm erreicht. Sie benötigt einen sonnigen Platz und verträgt auch einen trockenen Standort. Gerne wird sie als Kübelpflanze, als Bodendecker und zur Begrünung von Dachflächen eingesetzt. Ihre gelben Korbblüten, die denen des Löwenzahns ähneln und ebenso gerne von Bienen beflogen werden, zeigen sich von Mai bis Oktober.

Verwendung	Ernte
Habichtskraut	Juni bis September

Indikation

Stoffwechselstörungen, Zysten, Ablagerung von Stoffwechselschlacken, zur Kräftigung des Herzens, Herzschwäche (Gliom?, Liporn?, Harnsäure?)

Rezept

- 40 g Habichtskrautpulver
- 10 g Diptampulver

» Das Habichtskraut ist kalt, und wenn es gegessen wird, dann stärkt es das Herz, und es vermindert die schlechten Säfte, die im Menschen an einer Stelle gesammelt sind. Aber wer es isst, der soll es nicht alleine und einfach essen, weil es zu herb ist, und er gebe ein wenig Diptam oder etwas Galgant oder etwas Zitwer bei, und er esse es, wie schon gesagt, und es zerstreut die kalten Säfte. «

Indikation
Herzschwäche, Koronarsklerose

Rezept
- 40 g Habichtskrautpulver
- 10 g Galgantpulver

Indikation
Nervenschwäche, Zerebralsklerose

Rezept
- 40 g Habichtskrautpulver
- 10 g Zitwerpulver

Nach dem Essen ½ TL der jeweiligen Pulvermischung auf einem Bissen Brot gut einspeicheln.

Welche Pulvermischung für welche »falschen Säfte« geeignet ist, können wir aus der Kombinationspflanze ersehen. Das Habichtskraut für sich könnte man mit einem »Eisbrecher« vergleichen, der nur darauf wartet, das Packeis knacken zu dürfen. Das Schiff steht zur Abfahrt bereit, ist vollgetankt und mit genug Proviant ausgerüstet, aber das Reiseziel fehlt. Die Reiseroute – das Ziel – gibt die Zusatzpflanze an. Sie bestimmt, an welchem Ort die zusammengeballten Säfte geknackt werden.
Wenn wir das »Operationsgebiet« kennen, ist es für einen Augendiagnostiker keine Kunst mehr, die richtige Reiseroute – sprich Zusatzpflanze – anhand der Iris-Topografie und der Iriszeichen zu wählen.

Bei Hildegard sind folgende Kombinationen erwähnt:
Habichtskraut + Diptam (schlechte Säfte an Herz, Niere, Blase): Koronarsklerose, Herzschmerz, unterstützend bei Blasen- und Nierensteinen, Stoffwechselstörungen, Zysten

Habichtskraut + Galgant (schlechte Säfte an Rücken, Seite und Herz): Rücken-, Seiten-, Herzschmerzen, Spinalsklerose?, Herzschwäche, Koronarsklerose

Habichtskraut + Zitwer (kalte Säfte an Nerven, Speicheldrüsen): Zittern, (Sialolithen?), Kopfschmerz, unterstützend bei M. Parkinson, Nervenschwäche, Koronarsklerose

Folgende Kombinationen erwähnt Hildegard nicht, können aber zur unterstützenden Behandlung gut eingesetzt werden:
Habichtskraut + Rainfarn (alle verhaltenen Säfte, die zum Ausfluss bestimmt sind): Stockschnupfen, Prostata-Harnträufeln

Habichtskraut + Zimt: verhaltener Monatsfluss, dumpfes Kopfgefühl

Habichtskraut + Muskatnuss: Herzschmerz, Verbitterung

Habichtskraut + Rose: verhärtete Geschwüre am Körper

Habichtskraut + Lungenkraut: Verhärtung der Lungen (Silikose?)

Habichtskraut + Fenchel: verhaltener Schweiß

Habichtskraut + Brennnessel: Verdauungsbeschwerden, Verschleimung des Verdauungstraktes

Habichtskraut + Ringelblume: Verhärtungen infolge Gifteinwirkung

Habichtskraut + Thymian: Hautkrankheiten

Auch bei den von Hildegard nicht angegebenen Zusatzpflanzen werden 80 % Habichtskrautpulver mit 20 % des Zusatzpulvers gemischt und auf einem Bissen Brot eingenommen.

HAFER (AVENA SATIVA)

Der Hafer ist eine unserer ursprünglichen Getreidearten. Er ist ein bis zu einem Meter hohes, einjähriges Gras. Das Haferkorn wird von einem Spelz umgeben, der in dünnen Grannen endet. Hafer wird in der Regel feldmäßig angebaut. Eine Kultivierung im Blumentopf ist nicht ratsam. Kleinere Mengen Hafer erhält man geschält (ohne Spelz und Grannen) im Reformhaus oder im Naturkostladen, größere Mengen erhält man ungeschält im landwirtschaftlichen Lagerhaus

Verwendung	Ernte
Haferkorn (Frucht)	August

Indikation
Gicht, Rheuma, gespaltener Geist (Schizophrenie?), Gicht im Sinne Hildegards, die sich nicht im Bewegungsapparat, sondern im Nervensystem niedergeschlagen hat

Rezept
- 5–10 kg Hafer, je nach Körpergröße
- ca. 20 l Wasser

Den ungeschälten Hafer ca. 20 Minuten im Wasser köcheln lassen, anschließend abseihen und dabei das Kochwasser auffangen. In der Badestube (Sauna, Bad) auf einer Liege erhält der Kranke mit dem warmen, gekochten Hafer eine Ganzkörperpackung von Kopf bis Fuß. Zudem wird ein Teil des Haferabsuds auf heiße Ziegelsteine gegossen, dass der Haferwasserdampf den Raum erfüllt.
In diesem Dampfbad sollte der Kranke mindestens eine halbe Stunde liegen bleiben.

» Aber wer an Gicht leidet und davon einen gespaltenen Geist und nichtige Gedanken hat, sodass er so einigermaßen verrückt wird, der umgebe mit dem im Wasser gekochten Hafer im Dampfbad seinen ganzen Körper und übergieße mit dem gleichen Wasser, in dem der Hafer gekocht wurde, erhitzte Steine. Und er tue das oft, und er wird wieder zu sich kommen und die Gesundheit wiedererlangen. «

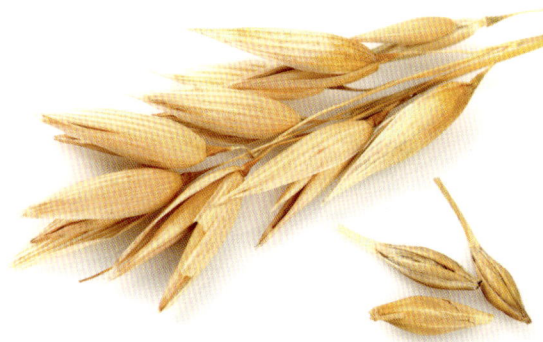

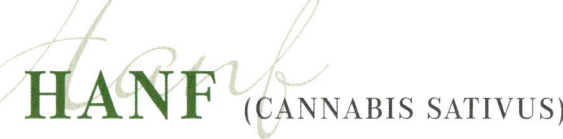

HANF (CANNABIS SATIVUS)

Hanf ist eine stattliche, bis über 2,50 m Höhe erreichende, zweihäusige Pflanze. Er ist eine alte Kulturpflanze und wird fast weltweit angebaut. Auch in Deutschland ist der Hanf wieder auf dem Vormarsch. Er wird zur Öl- und Fasergewinnung, vor allem als Isoliermaterial und für die Bekleidungsindustrie angebaut. War es früher vornehmlich die Faser, weswegen der Hanf angebaut wurde, so sind es heute auch die stark ölhaltigen Samen, die in der Küche als geschälte oder ungeschälte Hanffrüchte oder ihr Öl als Hanföl verwendet werden. Der allgemeine Anbau von Hanf ist in Deutschland verboten. Nur Landwirte mit einer Genehmigung dürfen THC-freien oder THC-armen Hanf anbauen.

Verwendung	Ernte
Hanfnüsschen und die Hanffaser	September, Oktober

» Der Hanf ist warm, und wenn die Luft weder sehr warm noch sehr kalt ist, wächst er, und so ist auch seine Natur, und sein Same enthält Heilkraft, und er ist für gesunde Menschen heilsam zu essen, und in ihrem Magen ist er leicht und nützlich, sodass er den Schleim einigermaßen aus dem Magen wegschafft, und er kann leicht verdaut werden, und er mindert die üblen Säfte und macht die guten Säfte stark ... «

Indikation
Erhaltung der Gesundheit (eines bereits gesunden Menschen)

Rezept
● Hanfnüsschen

Mittlerweile gibt es im Handel geröstete Hanfnüsschen oder Hanfgebäck, die als gesunde Knabberei angeboten werden. Gesunde können – zur Erhaltung ihrer Gesundheit – diese problemlos essen. Kranke und Magenschwache sollten auf diese Hanfprodukte verzichten. Ein Hersteller aus Österreich bietet sogar »Hanfmilch« in verschiedenen Geschmacksrichtungen an. Eine gute Alternative für kuhmilchgestresste Allergiker.

HINWEIS: Vor einem Anbau in Ihrem Garten kontaktieren Sie bitte das für Sie zuständige Landwirtschaftsamt, Gesundheitsamt und Ihre nächste Polizeidienststelle!

Indikation

kalter, schwacher Magen, Inkontinenz, Verdauungsschwäche

Rezept

- 2–3 gehäufte EL ungeschälte Hanfnüsschen
- ca. ½ l Wasser

Die Hanfnüsschen ca. 5 Minuten in Wasser köcheln, abseihen und die warmen, gekochten Nüsschen in ein (Hanf-)Tuch einschlagen. Dieses warme Tuch mit dem Hanf warm auf die Magengrube legen und mindestens 30 Minuten liegen lassen, evtl. auch als Kompresse über Nacht einwirken lassen.

Indikation

Wundversorgung

Rezept

- Hanftuch

Zum Verbinden von Geschwüren und Wunden sollten aus Hanf gefertigte Kompressen verwendet werden, da diese aufgrund ihrer feinstofflichen (subtilen) Eigenschaften die Wunden schnell wieder verheilen lassen.

» ... Wer aber einen kalten Magen hat, der koche Hanf in Wasser und nach dem Ausdrücken des Wassers wickle er ihn in ein Tüchlein. Und so lege er es warm oft auf den Magen, und das stärkt ihn und bringt ihn wieder in seinen (gesunden) Zustand ... «

» ... Ein aus Hanf gefertigtes Tuch ist gut zum Verbinden der Geschwüre und Wunden, weil die Wärme in ihm mäßig ist. «

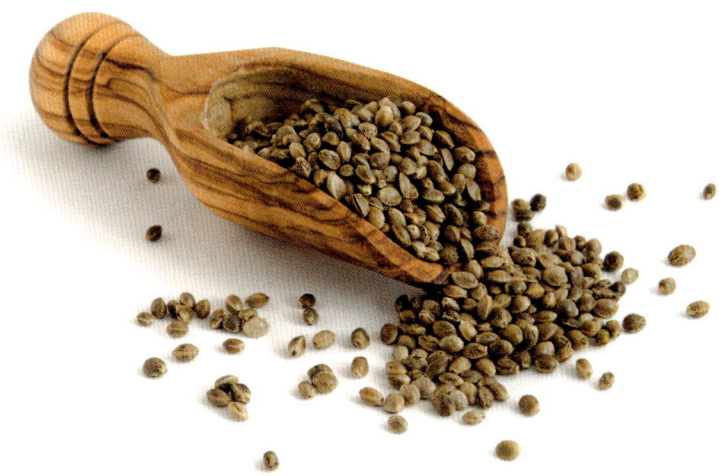

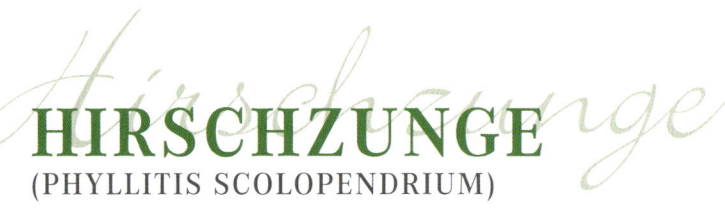

HIRSCHZUNGE
(PHYLLITIS SCOLOPENDRIUM)

Die Hirschzunge zur Verwendung unbedingt kultivieren!

Die Wedel der ausdauernden, immergrünen Farnpflanze erreichen eine Länge von 30 bis 50 cm und eine Breite bis 8 cm. Für ein gutes Gedeihen benötigt sie mäßig feuchte Erde und einen Platz im Schatten oder Halbschatten. Ihre Sporen bildet die Hirschzunge von Juli bis September aus. Sie wächst gerne in Gruppen von 3–7 Pflanzen.

Verwendung	Ernte
Hirschzungenblätter	Mai bis August

》 Die Hirschzunge ist warm und hilft der Leber und der Lunge und den schmerzenden Eingeweiden. Nimm daher Hirschzunge und koche sie stark in Wein, und dann füge reinen Honig bei, und dann lasse sie so wiederum einmal aufkochen. Dann pulverisiere langen Pfeffer und zweimal so viel Zimt, und lass es so mit dem vorgenannten Wein wiederum einmal aufkochen, und seihe es durch ein Tuch und mach so einen Klartrank und trinke ihn oft nach dem Essen und nüchtern, und es nützt der Leber und reinigt die Lunge und heilt die schmerzenden Eingeweide, und nimmt die innere Fäulnis und den Schleim weg. **《**

Indikation

Lungenentzündung, Mukoviszidose, Asthma, Husten, Bauchschmerzen, Entzündungsherde, Störungen im Hormonhaushalt, unterstützend bei Menstruationsstörungen, unterstützend bei Lebererkrankungen

Rezept

- 10 g Hirschzungenfarnkraut
- 10 g Zimtrinde
- 5 g langer Pfeffer
- 50–250 g Honig
- 1,5 l Wein

Das Hirschzungenelixier wird in mehreren Schritten hergestellt:

1) Hirschzungenfarnkraut in Wein ca. 5 Minuten kochen, anschließend vom Feuer nehmen.

2) Dieser Abkochung fügen wir den Honig bei und lassen das ganze noch einmal aufkochen, wieder vom Feuer nehmen.

3) Nun geben wir das Kräuterpulvergemisch (Zimtrinde und langer Pfeffer) in den Wein und lassen es aufwallen.

Dieses »Hirschzungenelixier« füllen wir heiß in sterile Flaschen. Angebrochene Flaschen müssen im Kühlschrank aufbewahrt werden, da der geringe Alkoholgehalt eine dauerhafte Konservierung nicht mehr gewährleistet.

Von diesem Heilmittel nehmen wir – morgens nach dem Frühstück – mittags vor und nach dem Essen – abends vor und nach dem Essen – je nach Schwere der Krankheit ein bis zwei Likörgläser voll über einen Zeitraum von vier bis acht Wochen ein.

Indikation
Kopfschmerzen, Schmerzen in der Brust, als allgemeines Schmerzmittel (Phantomschmerzen?)

Rezept
- Hirschzungenfarnpulver

1–2 MS Hirschzungenfarnpulver in die offene Hand geben und vor und nach dem Essen aus der Hand lecken.

Indikation
Schwächezustände aufgrund heftiger Schmerzen, Koliken

Rezept
- Hirschzungenfarnpulver
- Wein

2 MS Hirschzungenfarnpulver in 1 Likörglas warmem Wein einnehmen. Herstellung des Pulvers siehe Kapitel »Herstellung von Heilmitteln«.

》 Und dörre sachte wiederum Hirschzunge in der heißen Sonne oder auf einem warmen Ziegelstein, und pulverisiere sie so, und lecke dieses Pulver nüchtern und nach dem Essen oft aus deiner Hand, und es nimmt den Schmerz im Kopf und in der Brust und dampft andere Schmerzen, die in deinem Körper sind. 《

》 Aber auch ein Mensch, der wegen irgendeines Schmerzes heftig und plötzlich schwach wird, der trinke sogleich von diesem Pulver in warmem Wein, und es wird ihm besser gehen. 《

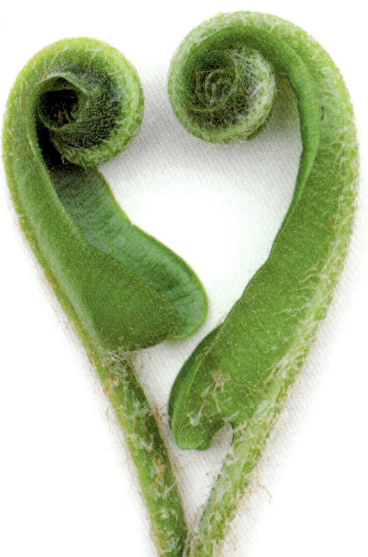

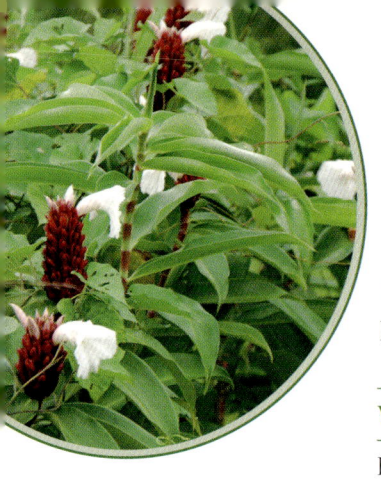

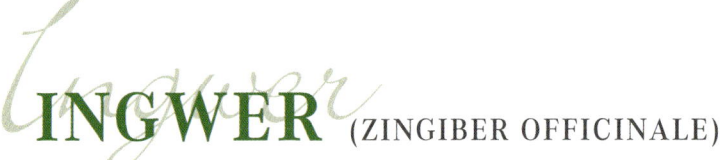

INGWER (ZINGIBER OFFICINALE)

Die ausdauernde, 100–150 cm hohe Staude wird in tropischen Ländern feldmäßig kultiviert. In den Handel kommt meist der geschälte Wurzelstock der Ingwerstaude.

Verwendung	Ernte
Ingwerwurzel	bei uns nicht möglich

» Aber wer in seinem Körper trocken ist und schon fast stirbt, der pulverisiere Ingwer und nehme mäßig von diesem Pulver: nüchtern in Suppen und esse auch davon etwas auf Brot, und es wird ihm besser gehen. Aber sobald es ihm besser geht, esse er es nicht mehr, damit er davon keinen Schaden nimmt. «

Indikation
Kraftlosigkeit, Abmagerung, Magersucht, Auszehrung (Kachexie)

Rezept
- 1 MS Ingwerwurzelpulver

Eine Messerspitze Ingwerpulver auf einen Teller Suppe morgens nüchtern essen. Zur Suppe ein Stück Brot essen, das ebenfalls mit 1 MS Ingwerpulver bestäubt wurde.

DOCH VORSICHT! Nachdem der Patient einen Kräftezuwachs verspürt, muss er mit dem Ingwerpulver aufhören, weil dieses dann schaden würde. Ähnliches wissen wir vom Schweinefleisch und von der Gerste. Das Fleisch von jungen Schweinen ist ebenfalls ein Heilmittel bei Kraftlosigkeit und Auszehrung. Menschen mit diesem Krankheitsbild dürfen Schweinefleisch essen, aber auch nur so lange, bis sie eine Besserung ihres Krankheitszustandes erfahren. Wenn sie weiterhin Schweinefleisch essen, werden sie dadurch geschädigt. Ingwer ist sozusagen das »Schweinefleisch der Vegetarier«; diese Heilmittel beleben fast abgestorbene Körperkräfte wieder. Ein Zuviel dieser »Kraftspender« führt zu erneuten Beschwerden und zu unseren bekannten Zivilisationsleiden.

Indikation
Magenschmerzen

Rezept
- 20 g Ingwerpulver
- 40 g Galgantpulver
- 10 g Zitwerpulver
- Wein

Aus den Pulvern eine Pulvermischung herstellen. Davon ½ TL in etwas Wein einrühren und nach jedem Essen und abends vor dem Schlafengehen trinken.

» ... Ein Mensch, der im Magen irgendwelchen Schmerz leidet, pulverisiere Ingwer und zweimal so viel Galgant und halb so viel Zitwer. Und nach dem Essen gebe er dieses Pulver in Wein, und so trinke er es auch abends, wenn er schlafen geht. Und so mache er es oft, und es wird ihm im Magen besser gehen. «

Indikation

präkanzeröses Rheumatoid, Darmkolik, Wanderschmerz

Rezept

- 10 g Ingwerwurzel
- 75 g Zimtrinde

Alles pulverisieren.

- 9 g frische Salbeiblätter oder 3 ml Salbeitinktur
- 20 g frischen Fenchel oder 6 ml Fencheltinktur
- 10 g frische Rainfarnblätter oder 4 ml Rainfarntinktur

Alles in einem Mörser zerstoßen und den Saft abpressen oder die Urtinkturen zusammenmischen.

- 250 g Honig
- 15 g weißer Pfeffer
- 2,5 l Wein

Honig und Wein auf kleiner Flamme kochen und den Pfeffer zugeben, sobald sich der Honig aufgelöst hat, nach ca. 5 Minuten werden das Ingwer-Zimt-Pulver und die Salbei-Fenchel-Rainfarn-Tinktur (oder Presssaft) dem Wein zugegeben.

- 25 g Wasserlinsen
- 50 g Blutwurz (-blätter)
- 50 g Ackersenf
- 20 g kletterndes Labkraut

Diese frischen Zutaten in einem Mörser zerstoßen und den Pflanzenbrei in ein Stoffsäckchen (Filtersack) geben. Darauf wird der zubereitete (wie oben beschriebene) Wein gegossen. Der so filtrierte Wein wird aufgefangen, noch einmal kurz erhitzt und heiß in sterile Flaschen abgefüllt. Von diesem »Wasserlinsenelixier« nehmen wir täglich ein bis zwei Likörgläser voll, morgens vor dem Frühstück und abends unmittelbar vor dem Schlafengehen, bis das Rheumatoid, die Kolik verschwunden sind, mindestens aber 2 Monate lang.

》 Ein Mensch aber, den eine Kolik plagt, nehme ein wenig Ingwer und viel Zimt und pulverisiere das. Dann nehme er weniger Salbei als Ingwer und mehr Fenchel als Salbei und mehr Rainfarn als Salbei. Und dies zerstoße er in einem Mörser zu Saft und seihe es durch ein Tuch. Dann koche er Honig mäßig in Wein und gebe dem etwas weißen Pfeffer bei, oder wenn er den nicht hat, ein wenig Pfefferkraut, und das vorgenannte Pulver und den vorgenannten Saft schütte er hinein. Dann nehme er Wasserlinsen und zweimal so viel Tormentill und Senf, der auf dem Felde wächst, so viel wie Tormentill und vom Kraut (an dem Kletten wachsen) weniger als Wasserlinsen, und dies zerstoße er in einem Mörser zu Saft und bringe es in ein Säckchen, und gieße den vorgenannten gesüßten und gepulverten Wein darüber, und daraus mache er einen Klartrank. Wer aber unter den vorher genannten Schmerzen leidet, der trinke diesen Trank nüchtern so viel, als er mit einem Schluck trinken kann, und ebenso abends, wenn er zu Bett geht. Und dies tue er, bis er geheilt ist. 《

Wie Dr. Hertzka in seinen Forschungen herausgefunden hat, ist die Vicht ein präkanzeröses Geschehen, das sich in rheumaartigem Wanderschmerz, Bauch- und Herzschmerzen äußert. Es wird durch dieses Wasserlinsenelixier praktisch geheilt, und somit ist dem kanzerösen Geschehen die Basis für ihr Wirken entzogen.

Hildegard kennt noch andere Heilmittel gegen die Vicht. Sie stammen aus dem Tierreich, und zwar ist es jeweils die Leber von Stör, Reh, Kranich und von der Wildgans, die mit dem Vichtleiden – der Präkanzerose – aufräumt.

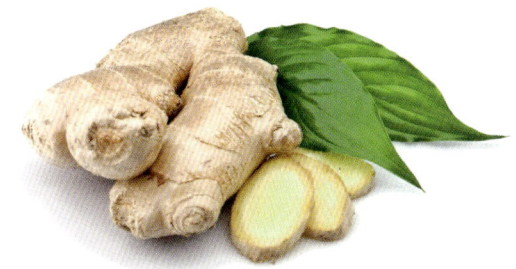

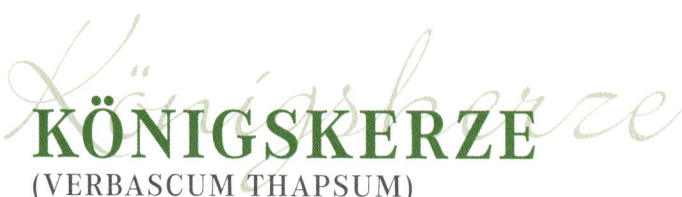

KÖNIGSKERZE
(VERBASCUM THAPSUM)

Die zweijährige Pflanze erreicht eine Höhe von 50 bis 200 cm. Im ersten Jahr bildet sie eine Blattrosette aus, um dann im zweiten Jahr daraus den langen Stängel mit den gelben Blüten hervorbrechen zu lassen. Die Königskerze eignet sich als Solitärpflanze und benötigt zum guten Gedeihen einen Platz an der Sonne und mäßig feuchte Erde. In der freien Natur kommt sie gerne auf Schuttplätzen, an Bahndämmen, in Kiesgruben und an Wegrändern vor, wo sie auch gerne von Insekten besucht wird. Getrocknete Königskerzenblüten (Wollblumen) besitzen die Eigenschaft, Wasser wieder stark aufzunehmen. Deshalb soll man sie in einem gut schließenden Glasgefäß (evtl. mit Trocknungsgel) aufbewahren.

Verwendung	Ernte
Königskerzenkraut, -blüten	Mai bis Juli

» ... Und wer ein schwaches und trauriges Herz hat, der koche Königskerze mit Fleisch oder mit Fisch oder mit ›Kucheln‹ ohne andere Kräuter, und er esse das oft, und es stärkt sein Herz und macht es fröhlich. «

» Aber auch wer in der Stimme und in der Kehle heiser ist, und wer in der Brust Schmerzen hat, der koche Königskerze und Fenchel im gleichen Gewicht in gutem Wein, und er seihe das durch ein Tuch und trinke es oft, und er wird die Stimme wieder erlangen, und er heilt die Brust. «

Indikation
Depressionen, Herzschwäche

Rezept
- Königskerzenkraut oder Königskerzenblüten

Fleisch- und Fischgerichte, evtl. auch Mehlspeisen, mit Salz und Königskerzenkraut oder -blüten würzen. Keine anderen Kräuter zum Würzen verwenden!

Indikation
Heiserkeit, Aphonie (Stimmlosigkeit), Brustschmerzen, substernale Schmerzen

Rezept
- 25 g Königskerzenkraut oder -blüten
- 25 g Fenchelkraut oder -samen

3 TL dieser Kräutermischung in ¼ l Wein ca. 5 Minuten kochen, abseihen, in eine Thermoskanne füllen und über den ganzen Tag verteilt trinken.

In der Apotheke sind bisher nur Königskerzenblüten erhältlich. Wer das Kraut, das heißt die Blätter, verwenden will, muss sich diese selbst trocknen.

KRAUSEMINZE
(MENTHA SPICATA VAR. CRISPA)

Die Krauseminze ist eine krausblättrige Varietät von Mentha spicata. Sie ist mehrjährig, wird 60 bis 80 cm hoch und ähnelt der Pfefferminze, ist aber an den krausen Blättern und ihrem »kümmelartigen« Geruch zu erkennen. Sie blüht von August bis September. Die Krauseminze wird gerne in Kräuterspiralen oder Kräuterbeeten gepflanzt.

Verwendung	Ernte
das ganze Kraut	Juli bis August

Indikation
Gicht, Rheuma, Erkrankungen des rheumatischen Formenkreises

Rezept
- 1 EL Krauseminzensaft oder 1–2 EL Krauseminzentinktur
- ca. 150 ml Wein

Den Krauseminzensaft oder die Krauseminzentinktur in Wein einrühren und 3-mal täglich nehmen wie beschrieben, jeweils nach den Mahlzeiten nämlich morgens, abends und in der Nacht.

》 Die Krauseminze ist von mäßiger und scharfer Wärme, ist aber doch etwas gemäßigt. Wem die Gicht schadet, der zerstoße sie und seihe ihren Saft durch ein Tuch und füge etwas Wein hinzu. Dies trinke er morgens und abends und zur Nacht, und die Gicht wird weichen … 《

Indikation
kalter Magen, Verdauungsbeschwerden, Obstipation

Rezept
- frische oder getrocknete Blätter der Krauseminze

In Fleisch-, Fisch-, und Gemüsegerichten kann die Krauseminze mitgekocht werden, wenn der minzige Geschmack gewünscht ist. Sie sorgt dafür, dass die Mahlzeit gut verdaut wird.

》 Und wie das Salz, maßvoll beigefügt, jede Speise mäßigt, weil es schlecht ist, wenn zu viel oder zu wenig der Speise zugegeben wird, so gibt die Krauseminze, wenn sie Fleisch, Fisch oder anderen Speisen oder dem Mus zugegeben wird, jener Speise einen guten Geschmack und eine gute Würze und so erwärmt sie auch gegessen den Magen und verschafft eine ordentliche Verdauung. 《

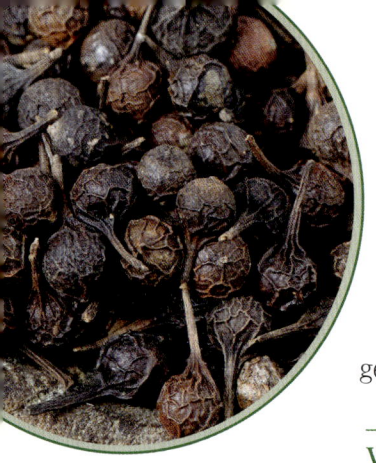

KUBEBE (PIPER CUBEBA)

Die Kubebenpflanze ist ein kletternder Strauch, der auf Java, Borneo, im Kongo-gebiet und in Westindien kultiviert wird. Die Kubeben sind die kurz vor der Reife geernteten Früchte.

Verwendung	Ernte
Kubebenfrüchte	bei uns nicht möglich

» ... Und wenn jemand die Kubebe isst, dann mildert sie ihm die unwürdige (unangenehme) Glut. Aber sie macht auch seinen Geist fröhlich und seinen Verstand und sein Wissen rein ... und erhellend klar. «

Indikation

Hysterie, sexuelle Überreizung, Nervenschwäche, unterstützend im Klimakterium, unterstützend bei Lernschwierigkeiten

Rezept

● Kubebenfrüchte

Täglich 5–10 Kubebenfrüchte über den Tag verteilt kauen.

Je länger und je mehr man die Kubebenfrüchte kaut, desto frischer wird der Mund. Sie hinterlassen einen angenehmen, kühlenden Geschmack, der etwas an Minze erinnert. Zudem kann die Kubebe gemahlen und als Gewürz in Speisen verwendet werden.

ECHTER **LAVENDEL**
(LAVANDULA ANGUSTIFOLIA, OFFICINALIS)

Der Lavendel stammt eigentlich aus dem Mittelmeergebiet, ist aber ein in unseren Gärten oft anzutreffender, stark duftender Strauch. Er liebt sonnige Standorte. Auch in Kräuterspiralen oder Steingärten wird er gerne gepflanzt. Je nach Standort erreicht er eine Höhe von 20 bis 60 cm. Er zeigt seine blauen Blüten von Juli bis August.

Verwendung	Ernte
Kraut mit Blüten	Juli bis August

Indikation
Schwachsichtigkeit, Lausbefall

Rezept
• Lavendelkraut oder Lavendelblüten
Das Lavendelkraut und die Blüten als Duftkissen verarbeiten und häufig daran riechen.

》 Der echte Lavendel ist warm und trocken, weil er wenig Saft hat. Und er nützt dem Menschen nichts zum Essen, hat aber doch einen starken Duft. Und ein Mensch, der viele Läuse hat und der oft am Lavendel riecht, an (in) dem sterben die Läuse. Und sein Duft macht die Augen klar. 《

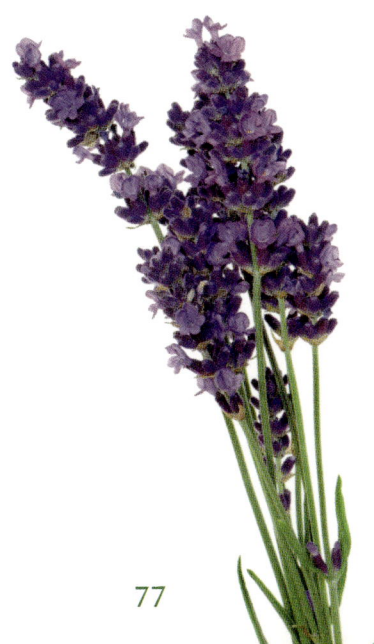

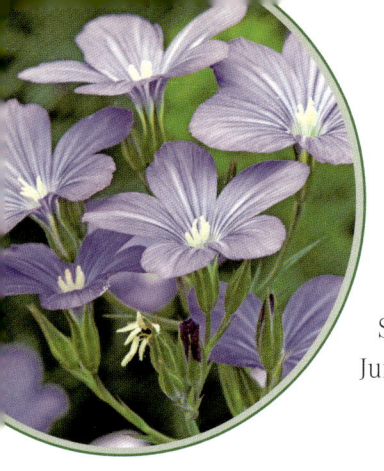

LEIN, FLACHS (LINUM USITATISSIMUM)

Lein, eine alte, einjährige Kulturpflanze, erreicht eine Höhe von bis zu 150 cm. Seine blauen Blüten, die auch von Insekten gerne angeflogen werden, erblühen von Juni bis Juli. Lein benötigt guten, mäßig feuchten Ackerboden und eine sonnig Lage.

Verwendung	Ernte
Leinsamen	Juli bis August

» Der Lein ist warm und taugt nicht zum essen (!) …Und wer irgendwo an seinem Körper vom Feuer gebrannt wurde, der koche stark Leinsamen in Wasser, und er tauche ein leinenes Tuch ins Wasser und lege es wann auf jene Stelle, wo er gebrannt wurde, und es zieht die Verbrennung heraus. «

Indikation
Verbrennungen, Verbrühungen, Strahlungsschäden der Haut, Sonnenbrand, unterstützend bei Strahlenbehandlungen in der Krebstherapie, nukleare Strahlungsschäden

Rezept
- 3 EL Leinsamen
- 1 l Wasser
- Leinentuch

Den Leinsamen in Wasser sprudelnd aufkochen lassen und abseihen, abkühlen lassen. Ein Leinentuch damit tränken und auf die betroffene Stelle auflegen. Das Leinentuch immer wieder abnehmen und mit dem Leinsamenwasser tränken, damit es nicht auf der Haut antrocknet. Diese Auflage so lange liegen lassen, bis der Schmerz nachlässt.

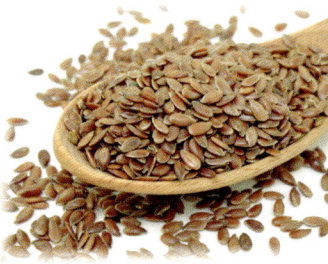

» …Aber wer in der Seite Schmerzen hat, der koche Leinsamen in Wasser, und er tauche ein leinenes Tuch in jenes Wasser und ohne den Samen lege er das (getränkte) Tuch oft auf seine Seite, und jener Schmerz wird etwas gemildert und lässt nach, auch wenn er stark ist … «

Indikation
Seitenstechen, Schmerzen in der Milz- und Lebergegend

Rezept
- 3 gehäufte EL Leinsamen
- 1 l Wasser
- Leinentuch

Der Leinsamen wird ca. 5 min zugedeckt in Wasser gekocht. Wenn das Wasser vom Herd genommen ist, den Sud heiß abseihen und etwas erkalten lassen. Das Leinentuch in den nun etwas schleimigen Absud tauchen und damit einen Umschlag auf der schmerzenden Stelle machen. Den Umschlag ca. alle 10 min erneuern.

LIEBSTÖCKEL
(LEVISTICUM OFFICINALE)

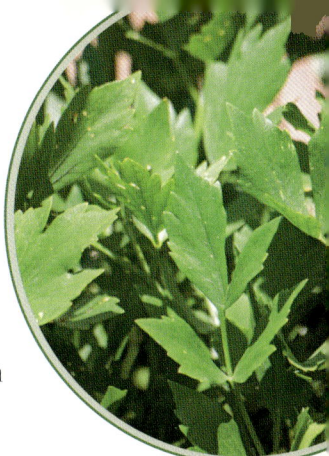

Die stark duftende, ausdauernde Pflanze wird ca. 130 bis 180 cm hoch. Das Maggi-kraut – wie es auch genannt wird – blüht im Juli bis August und benötigt einen Platz im Halbschatten mit mäßig feuchtem Boden.

Verwendung	Ernte
Liebstöckelkraut	April bis Oktober

Indikation
Schwellung der Halsadern (Hypertonie?, Allergische Reaktion?), Schild-drüsenüberfunktion

Rezept
- 45 g Liebstöckel
- 50 g Gundelrebe

Die frischen Kräuter ca. 5 Minuten in Wasser kochen, abseihen, warm um den Hals legen und mit einem Halstuch o. a. fixieren. Die Kräuter-auflage bleibt 2–3 Stunden liegen. Diese Anwendung machen wir an-fangs täglich ca. eine Woche lang, danach noch 3–5-mal pro Woche.

» Und wenn einem Menschen die Drüse am Hals schmerzt, sodass seine Halsadern anschwellen, dann nehme er Liebstöckel und etwas mehr Gundelrebe, und er koche das gleichzeitig in Wasser. Nachdem das Wasser abgegossen wurde, lege er das warm um den Hals, weil seine Halsadern übermäßig gedehnt sind, und er wird geheilt werden. «

Indikation
Husten, Rippenfellentzündung, Brustfellentzündung

Rezept
- 5 g Liebstöckel
- 5 g Salbei
- 20 g Fenchel
- ½ l Wein

Die frischen Kräuter so lange in Wein einlegen, bis dieser den Geschmack von dem Kräutergemisch angenommen hat (ca. 1–2 Tage), abseihen und jeweils nach dem Essen ein Likörglas voll angewärmt trinken.

» Und wenn jemand in der Brust hustet, dass es ihn dort zuerst schmerzt, dann nehme er Liebstöckel und Salbei auf gleiche Weise und Fenchel zweimal so viel wie diese zwei, und er lege das zusammen in guten Wein, bis dieser Wein den Geschmack davon annimmt, dann werfe er die Kräuter weg und wärme diesen Wein, und er trinke ihn warm nach dem Essen, bis er geheilt wird.

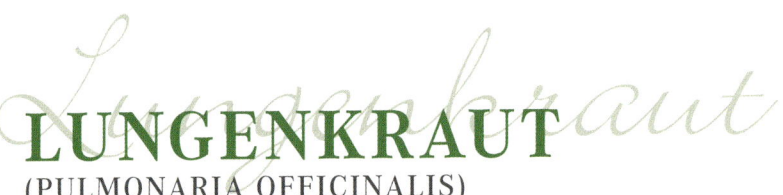

LUNGENKRAUT
(PULMONARIA OFFICINALIS)

Das Lungenkraut ist ausdauernd, wird bis ca. 30 cm hoch und liebt den Schatten. Um gut zu gedeihen, benötigt es ein feuchtes Milieu. Seine rötlichen und violetten Blüten zeigt es im April und Mai. Es kann gut unter Hecken oder in Sträucheranlagen (Johannisbeersträucher) als Unterkultur angepflanzt werden.

Verwendung	Ernte
Lungenkraut	April bis August

» Das Lungenkraut ist kalt und etwas trocken und taugt nicht viel zum Nutzen des Menschen. Aber ein Mensch, dessen Lunge aufgeblasen ist, sodass er hustet und nur mit Mühe einatmet, der koche Lungenkraut in Wein und trinke es oft nüchtern, und er wird geheilt werden. «

Indikation
Lungenödem, Atemnot, Lungenemphysem, unterstützend bei Asthma

Rezept
- 3 gehäufte EL Lungenkraut
- 1 l Wein

Das Lungenkraut in Wein ca. 5 Minuten kochen, abseihen und heiß in sterilisierte Flaschen füllen.
Von diesem Wein täglich vor jeder Mahlzeit 1–2 Likörgläser voll trinken (Wein etwas anwärmen).
Lungenkrautwein ist ein Langzeittherapeutikum, das über Monate hinweg genommen werden muss, um einen dauerhaften Erfolg zu erzielen.

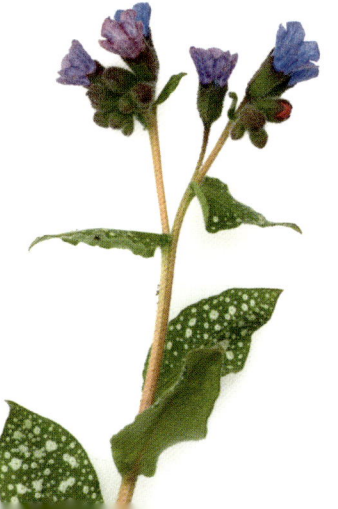

MEERRETTICH
(ARMORACIA RUSTICA)

Der Meerrettich oder Kren ist eine alte Würzstaude und kommt in nahezu allen alten Bauerngärten vor. Er liebt einen sonnigen Platz und kann mit seinen bis zu 1 Meter langen, gestielten Blättern viel Platz für sich beanspruchen. Der Meerrettich blüht – je nach Standort – von Mai bis Juli. Obwohl hierzulande eigentlich nur der Wurzelstock verwendet wird, beschreibt Hildegard die Meerrettichblätter als Heilmittel.

Verwendung	Ernte
Blätter	Mai bis Juli

Indikation
Herzschmerz, Angina Pectoris, Herzschmerz in Verbindung mit Atemnot

Rezept
- 20 g Meerrettichblätterpulver
- 20 g Galgantpulver

Die beiden Pulver zusammenmischen und davon 2–3 Messerspitzen voll auf einem Stück Brot nach dem Frühstück und dann vor und nach jeder Mahlzeit gut kauen. So werden die Wirkstoffe bereits durch die Mundschleimhaut aufgenommen und die Wirkung tritt bald ein.

Indikation
Lungenschmerz, Atemnot,

Rezept
- 20 g Meerrettichblätterpulver
- 20 g Galgantpulver
- ca. 50 ml Wein

Die beiden Pulver zusammenmischen und davon 1–2 Messerspitzen voll vor und nach jeder Mahlzeit in etwas warmem Wein oder warmem Wasser trinken.

» ... Und wenn der Meerrettich grün ist, soll er in der Sonne getrocknet werden, und diesem werde Pulver von Galgant in gleichem Gewicht zugeben. Und wer Herzschmerzen hat, der esse dieses Pulver nach dem Essen und nüchtern mit Brot, und es wird ihm besser gehen ... «

» ... Wer auch in der Lunge Schmerzen hat, der trinke dieses Pulver nüchtern und nach dem Essen in warmem Wein oder in warmem Wasser, und er wird geheilt werden. «

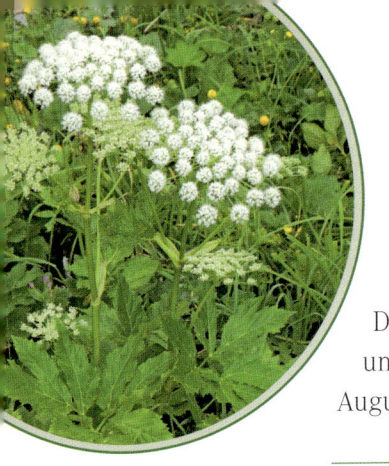

MEISTERWURZ
(IMPERATORIA OSTRUTHIUM)

Die Meisterwurz ist eine ausdauernde Pflanze, erreicht eine Höhe von 30 bis 100 cm und benötigt feuchtnassen Boden. Die kleinen weißen Blüten erscheinen im Juli und August. Sie sollte nur an sonnigen Plätzen angepflanzt werden.

Verwendung	Ernte
Meisterwurzwurzelstock	Herbst
Meisterwurzkraut	vor und während der Blüte

» Die Meisterwurz ist warm und taugt gegen Fieber. Denn wer Fieber hat, welcher Art es auch sei, der nehme Meisterwurz und zerstoße sie mäßig, und wenn sie so zerstoßen oder zerrieben ist, gieße er einen halben Becher Wein bis über die obersten Stücke über diese Meisterwurz, und so lasse er das über Nacht ziehen, und am Morgen gieße er wiederum Wein dazu, und das trinke er nüchtern, und das während drei oder fünf Tagen, und er wird geheilt werden. «

Indikation
Fieber jeden Ursprungs

Rezept
- 2 TL Meisterwurz
- ¼ l Wein

Die angestoßene Meisterwurz in einen Becher geben, mit ⅛ l Wein bedecken und über Nacht stehen lassen. Am Morgen wiederum ⅛ l Wein zugeben und vor jeder Mahlzeit einen Schluck davon trinken. Dieser Meisterwurzwein kann im Kühlschrank lange aufbewahrt werden und ist so jederzeit verfügbar.

Hildegard schreibt im Text nicht, dass die getrocknete Wurzeldroge verwendet werden muss Es wäre auch denkbar, die erntefrisch geschnittenen Wurzeln gegen Fieber einzusetzten.

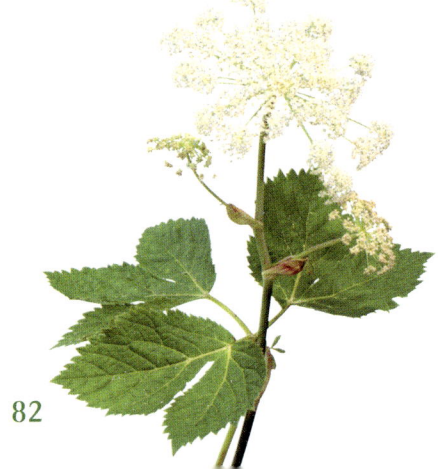

MOHN 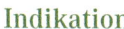 (PAPAVER SOMNIFERUM)

Mohn ist eine einjährige, 50 bis 100 cm hohe Pflanze. Sie benötigt sonnige Lagen und mäßig feuchten Boden. Die Blüte ist weiß-violett und geht auch ins Rötliche. Der Samen, den wir benötigen, wird allgemein zur Ölherstellung und als Backzutat verwendet.

Verwendung	Ernte
Speisemohnkörner	Keine Selbsternte möglich (Mohnanbau ist in Deutschland genehmigungspflichtig)

Indikation
Schlafstörungen, Juckreiz, unterstützend bei allen juckenden Hauterkrankungen

Rezept
- Mohnkörner

Abends 1–2 EL Speisemohnkörner roh oder gekocht essen. Auch Mohngebäck kann zur »Therapie« mit herangezogen werden.

» ... und seine Körner führen, wenn man sie isst, den Schlaf herbei und vermindern den Juckreiz, und sie unterdrücken die rasenden Läuse und Nisse, und im Wasser gekocht können sie gegessen werden, sind aber roh besser und wirksamer als gekocht. «

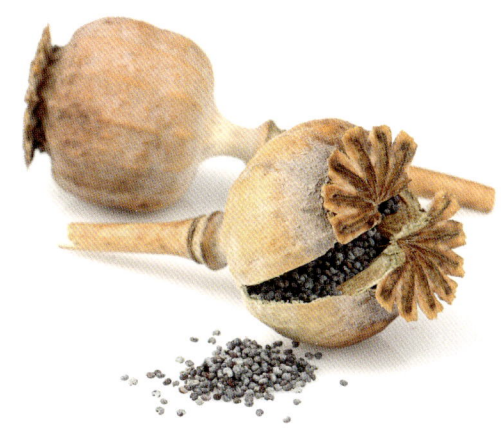

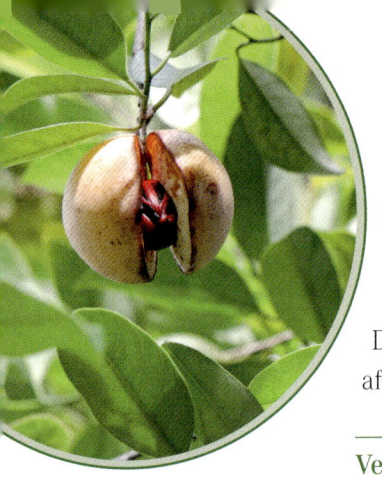

MUSKATNUSS
(MYRISTICA FRAGRANS)

Der Muskatnussbaum erreicht eine Höhe von ca. 20 m. Er wird in Südamerika, Ostafrika, Indonesien, auf Java und Sumatra kultiviert.

Verwendung	Ernte
Muskatnuss	bei uns nicht möglich

» ... Und wenn ein Mensch die Muskatnuss ist, öffnet sie sein Herz und reinigt seinen Sinn und bringt ihm einen guten Verstand. Pulverisiere die Muskatnuss und in gleichem Gewicht Zimt und etwas Nelken. Und mit diesem Pulver und Semmelmehl und etwas Wasser bereite er Törtchen, und er esse diese oft, und es dämpft die Bitterkeit deines Herzens, deines Geistes und öffnet deine stumpfen Sinne, und es macht deinen Geist fröhlich und mindert alle schädlichen Säfte. «

Indikation
Traurigkeit, Trägheit, zur Belebung abgestumpfter Sinne, zur Blutreinigung, bei Nervenleiden

Rezept
- 45 g Muskatnusspulver
- 45 g Zimtpulver
- 10 g Gewürznelkenpulver
- 1000 g Dinkelfeinmehl
- 300 g Rohrzucker
- 500 g Butter
- 4 Eier
- 1 Prise Salz

Die Gewürzpulver mischen, unter das Mehl mengen und mit den übrigen Zutaten einen Knetteig herstellen, kalt stellen und davon Kekse backen (180 °C ca. 5–8 Minuten).
Von diesen Keksen soll man je nach Größe 4–8 Stück über den Tag verteilt essen.

TIPP Feinschmecker können dem Teig noch fein gehackte Mandeln zugeben oder die Plätzchen mit geschälten Mandeln oder Mandelplättchen garnieren.
Als Alternative kann man den Teig (Gewürze, Mehl, Zucker oder Salz) nach dem Vorbild der Quendelkekse oder Quendelfladen zubereiten.

Indikation

neurovegetative Störungen, Neurosen, Schizophrenie, sklerotische Zustände im Kopfbereich

Rezept

- 30 g Muskatnusspulver
- 60 g Galgantpulver
- 20 g Schwertlilienwurzel, zerstoßen
- 20 g Wegerichwurzel, zerstoßen
- Salz
- Wasser

1 geh. EL dieser Kräutermischung auf ½ l Wasser geben, ca. 10 Minuten köcheln und mit Salz abschmecken.

Von dieser Suppe essen wir 2-mal täglich einen Teller voll.

Die Suppe wird täglich frisch zubereitet.

» ... Wenn aber jemanden die Lähmung (paralysis) im Gehirn plagt, dann pulverisiere Muskatnuss und zweimal so viel Galgant und nehme auch Schwertlilienwurzel und Wegerichwurzel zu gleichen Teilen und zerstoße sie und gebe etwas Salz bei. Aus diesen Zutaten mache er eine Suppe und schlürfe sie ein- oder zweimal am Tag, bis er geheilt ist. «

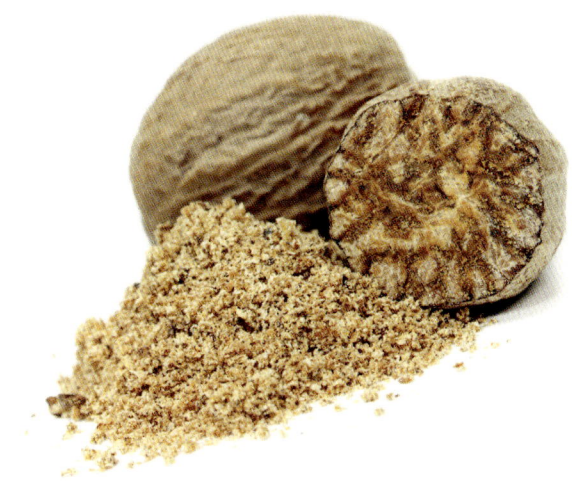

MUSKATELLER-SALBEI
(SALVIA SCLAREA)

Der Muskateller-Salbei ist eine zweijährige Pflanze, die eine Höhe von 90 bis 120 cm erreicht. Sie benötigt einen trockenen, humosen Boden in einer sonnigen Lage. Die lila Blüten der duftenden Pflanze zeigen sich von Juni bis August und werden von Bienen gerne besucht. Aufgrund dieser »kräftigen Statur« kann der Muskateller-Salbei auch als Solitärpflanze verwendet werden.

Verwendung	Ernte
Blätter oder Kraut	vor und während der Blüte

» ... Und wessen Magen so schwach ist, dass er von der Nahrung leicht eitrig wird, der nehme Muskateller Salbei und den dritten Teil Poleiminze und vom Fenchel so viel wie ein Drittel der Polei, und dies koche er gleichzeitig in gutem Wein, unter Beigabe von etwas Honig, und seihe es durch ein Tuch und trinke es oft nach dem Essen und gegen Nacht: Sein Magen wird angenehm geheilt oder gereinigt werden, und er wird Appetit zu essen haben. «

Indikation
chronische Magenschleimhautentzündung, Magenschmerz, Völlegefühl

Rezept
- 45 g Muskateller-Salbei
- 15 g Poleiminze
- 5 g Fenchel
- 200 g Honig
- 2 l Wein

Muskateller Salbei, Poleiminze und Fenchel ca. 3 Minuten in Wein köcheln, den Honig zugeben und nochmals kurz aufwallen lassen, abseihen und heiß in sterilisierte Flaschen abfüllen. Von diesem Magenelixier nehmen wir nach jeder Mahlzeit 1 Likörglas und ca. 1–2 Stunden nach dem Essen ein weiteres Likörglas voll, ebenso vor dem Schlafengehen.

» Aber auch, wer Kopfschmerzen hat, der koche Muskateller-Salbei in Wasser und nach Auspressen des Wassers lege er es so warm um seinen Kopf und bedecke den Kopf mit einem Tuch und schlafe so, und es wird ihm besser gehen. «

Indikation
Kopfschmerz

Rezept
- eine Hand voll Muskateller-Salbei
- Wasser

Den frischen oder getrockneten Muskateller-Salbei ca. 5 min in Wasser köcheln lassen, abseihen und mit den warmen Kräutern eine Kopfpackung machen. Mit einem Tuch den Kopf bedecken und mit einem Stirnband oder einer Mütze fixieren. Die Packung über Nacht auf dem Kopf lassen.

MUTTERKRAUT
(CHRYSANTHEMUM PARTHENIUM)

Das Mutterkraut ist eine ausdauernde Staude, die eine Höhe von ca. 30 bis 80 cm erreichen kann. Die gelben Blütenköpfe mit ihren weißen Blütenblättern werden 1,5 bis 2 cm breit und sind in einer locker doldenartigen Rispe angeordnet, die aus bis zu 30 Blütenköpfchen bestehen kann. Das Mutterkraut blüht von Juni bis September. Es findet sich gern in alten Bauerngärten.

Verwendung	Ernte
die oberirdischen Pflanzenteile (Stängel, Blätter, Blüten)	Juni bis August

Indikation
Bauchschmerzen, Menstruationsbeschwerden, verhaltener Monatsfluss

Rezept
- 1 gehäufter TL frische Blätter vom Mutterkraut oder getrocknetes Mutterkraut
- 1–2 EL Sonnenblumenöl, Butter oder Butterschmalz
- 1–2 EL feines Dinkelmehl
- 300–500 ml Wasser

Zuerst das klein geschnittene Mutterkraut mit dem Fett und dem Wasser aufkochen, anschließend mit dem Mehl und etwas von dem Absud einen weichen Teig anrühren (zur Vermeidung von Mehlklumpen) und diesen dann in die Suppe einrühren, aufkochen, fertig. Evtl. mit etwas Salz abschmecken. Diese Suppe sollte wenigstens einmal täglich bei akuten Menstruationsbeschwerden gegessen werden. Eine Abhilfe kann auch das bei Hildegard beschriebene Schröpfen bringen.

» Das Mutterkraut ist warm und hat einen angenehmen Saft und den schmerzenden Eingeweiden ist dieser wie eine angenehme Salbe. Und wer in den Eingeweiden Schmerzen hat, der koche Mutterkraut mit Wasser und Fett oder Öl, und er gebe feinstes Mehl hinzu und so bereite er eine Suppe und esse sie, und dies heilt die Eingeweide. Und wenn Frauen den Monatsfluss haben, sollen sie diese Suppe, wie oben gesagt, bereiten und essen, und dies verschafft eine angenehme und leichte Reinigung des Schleims und des inneren Unrats und leitet sie durch den Monatsfluss aus. «

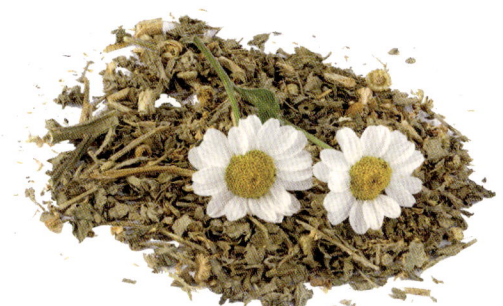

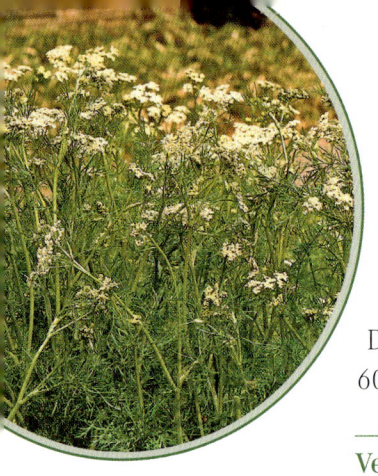

MUTTERKÜMMEL ODER
KREUZKÜMMEL (CUMINUM CYMINUM)

Die einjährige, von Juli bis August blühende Pflanze erreicht eine Höhe von 40 bis 60 cm. Sie wächst auf humoser, mäßig feuchter Gartenerde in sonnigen Lagen.

Verwendung	Ernte
Mutterkümmelfrüchte	bei uns nicht möglich

» ... Ein Mensch, der gekochten oder gebratenen Käse essen will, streue Kümmel darauf, damit er davon keine Schmerzen leidet und esse das. «

Indikation
Käseunverträglichkeit, Käseallergie, Verdauungshilfe

Rezept
- Mutterkümmelpulver

Eine Prise bis 1 TL Mutterkümmelpulver über die Käsemahlzeit streuen. Mutterkümmel sollte grundsätzlich zu jeder Käsemahlzeit gereicht werden, da er für eine optimale, störungsfreie Verdauung sorgt. Dies ist bei Kindern besonders wichtig!

» ... Wer aber unter Übelkeit leidet, der nehme Kümmel und dessen dritten Teil Pfeffer und zu einem vierten Teil des Kümmels Bibernelle, und dies pulverisiere er und nehme reines Semmelmehl und schütte dieses Pulver in das Mehl, und so mache er (Törtchen) Kekse mit Eidotter und etwas Wasser und er esse diese Törtchen. Aber dieses Pulver esse er auch auf Brot, und es unterdrückt in den Eingeweiden die warmen und kalten Säfte, die dem Menschen die Übelkeit verursachen. «

Indikation
Übelkeit, Erbrechen, Schwangerschaftserbrechen, verdorbener Magen

Rezept
- 36 g Mutterkümmelpulver
- 12 g Pfefferpulver
- 9 g Bibernellepulver

Die Pulver miteinander vermischen. Von der fertigen Pulvermischung behalten wir ca. ⅓ zurück, um es auf Brot gestreut zu essen. Mit dem Rest der Pulvermischung bereiten wir Kreuzkümmelkekse. Dazu nehmen wir Dinkelweißmehl (200 g), zwei bis drei Eidotter, etwas Wasser und die Pulvermischung und verkneten alles miteinander zu einem festen Teig. Daraus formt man nun Plätzchen und bäckt sie im Backrohr (ca. 5–8 Minuten bei 200 °C). Davon isst man täglich 3–5 Stück, bei Bedarf auch etwas mehr.

Ein weiteres bewährtes Heilmittel, für das der Mutterkümmel unentbehrlich ist, finden wir im Buch Nr. 6 über die Vögel im Abschnitt über das Huhn (siehe Zitat rechts).

Indikation
Durchfall jeden Ursprungs (Cholera, Ruhr, Enteritis)

Rezept
- 20 g Mutterkümmelpulver
- 5 g Pfefferpulver
- 1 Eigelb

Eine Messerspitze der Mutterkümmel-Pfeffermischung in einem geschlagenen Eigelb verrühren und in einer Eierschalenhälfte über Feuer (Kerzenflamme, Spirituskocher, Gasflamme …) braten.
Nachdem der Kranke etwas Dinkelweißbrot zu sich genommen hat, geben wir ihm das fertig gebackene krümelige »Durchfall-Ei« zu essen. 2–3-mal täglich ein »Durchfall-Eigelb« essen, bis der Durchfall auskuriert ist.

» …Ein Mensch, der Durchfall hat, schlage Eidotter in einer Schüssel, indem er ihn zerreibt, und er gebe Mutterkümmel und etwas Pfeffer hinzu, und er gebe das wieder in die Eierschale und brate es so am Feuer. Und dem, der Schmerzen hat, gebe er dies zu essen, nachdem dieser etwas Dinkelbrot zu sich genommen hat. Was immer aber jener Kranke inzwischen isst, soll warm und mild sein, nämlich junge Hühner, anderes zartes Fleisch und Fische. Hering und Salm (Forelle, Lachs) aber meide er, sowie Rindfleisch und Käse und rohe und grobe Gemüse und Lauch und Roggen- und Gerstenbrot und alles Gebratene esse er nicht, außer gebratene Birnen; und Wein soll er trinken. «

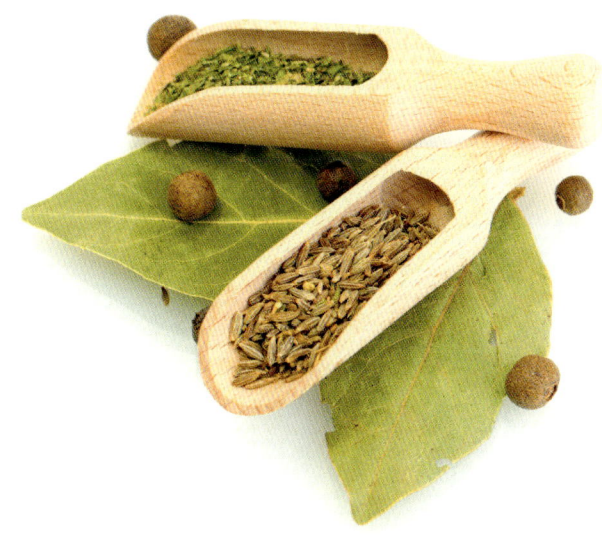

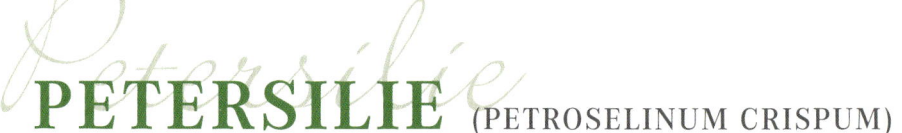

PETERSILIE (PETROSELINUM CRISPUM)

Die Petersilie ist eine zwei- bis mehrjährige Pflanze. Sie wächst in humoser, mäßig feuchter Gartenerde in sonnigen bis halbschattigen Lagen. Wir unterscheiden zwei Arten von Petersilie:

1) Blattpetersilie 2) Wurzelpetersilie.

Bei der Blattpetersilie wiederum können drei verschiedene Blattformen unterschieden werden: die Mooskrause, die Krause und die Glattblättrige Petersilie. Jede dieser Blattpetersilien ist für unsere Heilmittel geeignet. In Ausnahmefällen kann auch Wurzelpetersilie verwendet werden.

Verwendung	Ernte
Petersilienkraut	Mai bis September

» ... Wer aber im Herzen oder in der Milz oder in der Seite Schmerzen hat, der koche Petersilie in Wein und füge etwas Weinessig und genug Honig bei, dann seihe er es durch ein Tuch, und so trinke er oft, und es heilt ihn... **«**

TIPP Der Petersilien-Honig-Wein kann sehr gut mit der Jaspis-Auflage kombiniert werden.

Indikation

Herzschmerz, Milzschmerzen, Melancholie, Depression, Einschlafschwierigkeiten, zur unterstützenden Behandlung nach Herzinfarkt

Rezept − Petersilien-Honig-Wein

- 7−10 Stück Petersilienstängel mit Kraut
- 1−2 EL Weinessig
- 50−150 g Honig
- 1 l Wein

Die Petersilie in dem Wein-Essig-Gemisch 5 Minuten lang kochen. Jetzt fügt man den Honig bei und lässt alles noch einmal ca. 5−7 Minuten auf kleiner Flamme köcheln. Der fertige Herzwein wird durch ein Tuch abgeseiht und heiß in sterilisierte Flaschen abgefüllt.

2−3-mal täglich 1−3 Likörgläser voll trinken.

Indikation

Gicht, Rheuma, Arthritis, Arthrose, Gichtknoten, Rückenschmerzen, Ischialgie, Gichtschub nach »Trinkgelagen« oder zu reichlicher Flüssigkeitszufuhr

Rezept

- 10 g Petersilienkraut
- 40 g Weinrautekraut
- Olivenöl oder Bockstalg

Die Kräuter werden miteinander gemischt, in eine Bratpfanne gegeben und mit genügend Fett oder Öl gut angebraten. Die Kräuter werden so warm wie möglich auf die schmerzende Stelle aufgelegt und mit einem Tuch fixiert. Die Packung soll so lange angelegt bleiben, bis eine deutliche Erleichterung der Schmerzen zu spüren ist, wenigsten jedoch ca. eine Stunde. Für die Packung können sowohl frische als auch getrocknete Kräuter genommen werden.

Indikation

Lähmungserscheinung, Muskelschwund

Rezept

- 15 g frisches Petersilienkraut
- 15 g frisches Fenchelkraut
- 10 g frische Salbeiblätter
- Olivenöl mit Rosenblüten

Die Kräuter zusammen in einem großen Mörser anstoßen und anschließend genügend Olivenöl zugeben, sodass alles gut befeuchtet ist. Damit die betroffenen Areale einreiben und belegen, mit einer Kompresse (Hanf) bedecken und mit einer Binde fixieren. Diese Packung 1-mal täglich erneuern. Die Menge der Kräuter kann variieren, sie hängt von der Größe der betroffenen Stelle ab, das Mengenverhältnis der Kräuter zueinander sollte jedoch nicht verändert werden.

» Ein Mensch, der weiches Fleisch hat und als Folge von Unmäßigkeit im Trinken an einem seiner Glieder von Gicht geplagt wird, soll Petersilie nehmen und das Vierfache davon Weinraute und in einer Schüssel mit Olivenöl anrösten oder, wenn er dieses Öl nicht bekommen konnte, mit Bockstalg durchbraten lassen. Die Kräuter soll er so heiß, wie sie sind, auf die schmerzende Stelle auflegen und sie durch ein übergelegtes Tuch befestigen. Die Kälte des Petersiliensaftes bändigt nämlich das Anschwellen der Gichtsäfte, die Wärme des scharfen Rautensaftes hält dieselben Säfte zusammen, sodass sie nicht im Übermaß zunehmen, und das Öl oder der Bockstalg durchdringt sie und löst sie auf, und das machen sie (nur), wenn sie in der angegebenen Weise miteinander gemischt werden. «

» Aber wer von Lähmung geplagt wird, der nehme Petersilie und Fenchel in gleichem Gewicht und etwas weniger Salbei, und diese Kräuter zerstoße er mäßig zusammen in einem Mörser, und er gebe ihnen mit Rose bereitetes Olivenöl bei, und er lege dies auf die Stelle, wo er leidet, und darüber binde er ein Tuch. «

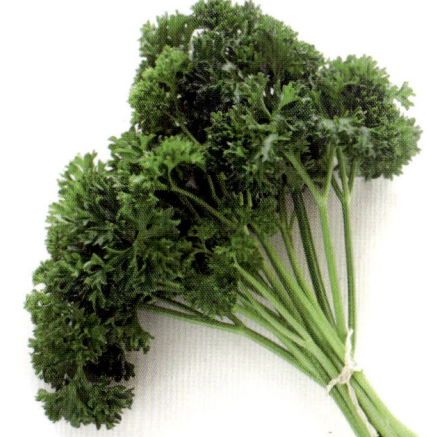

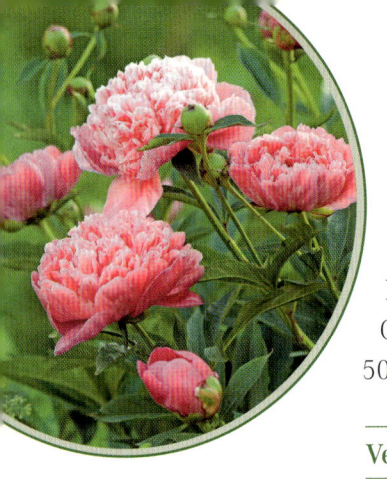

PFINGSTROSE (PAEONIA OFFICINALIS)

Die Pfingstrose ist eine in Bauerngärten beliebte großblütige Staude. Aus diesem Grund wird sie auch als Bauernrose bezeichnet. Sie erreicht eine Höhe von ca. 50 cm und blüht im Mai, Juni, um Pfingsten, daher ihr Name.

Verwendung	Ernte
Pfingstrosenwurzeln, Pfingstrosensamen	Sommer

》 Aber auch wer viel Schleim im Kopf und um die Brust hat und daher viel Unrat auswirft und auch stinkenden Atem hat, der schneide die Wurzel der Pfingstrose in Scheibchen und füge denen auch von ihrem Samen bei, und er lasse das in Wein sieden, und er trinke das mäßig oft so warm, und es reinigt seinen Kopf und seine Brust, und es bewirkt, dass sein Atem einen guten Geruch hat. Und nachdem er diesen Wein getrunken hat, kann er einen anderen Wein bis zu dreimal mit derselben Pfingstrose wärmen. 《

Indikation
Verschleimung um Kopf und Brust, Bronchitis, Mundgeruch (Atemgeruch)

Rezept:
- 20 g frische Pfingstrosenwurzel
- ca. 1 TL Pfingstrosensamen
- 1 l Wein

Die frische Pfingstrosenwurzel in dünne Scheibchen schneiden (mit einem Gemüsehobel), zusammen mit den Samen in Wein bis zum Kochen erhitzen und ca. 3 Minuten köcheln lassen. Von dem fertigen Wein 3–5-mal täglich einen kleinen Schluck (je nach Alter und Körpergewicht 1 TL – 1 Likörglas voll) trinken. Die abgekochten Wurzeln und Samen können an einem warmen, luftigen Ort getrocknet werden und – lt. Hildegard-Text – noch dreimal verwendet werden. Bei der weiteren Herstellung die Wurzeln und Samen in Wein geben und bis zum Kochen erhitzen, fertig.

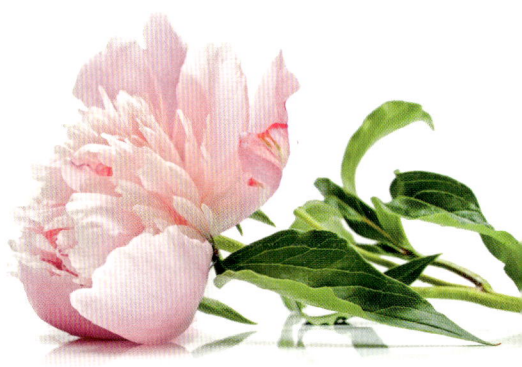

POLEIMINZE (MENTHA PULEGIUM)

Die Poleiminze ist eine mehrjährige Pflanze, die nur etwa 20 bis 40 cm hoch wird. Durch ihren eigenartigen Geruch lässt sie sich leicht von anderen Minzearten unterscheiden. Sie verbreitet sich schnell durch oberirdische Ausläufer. Imker sollten sie als »Bienenfutter« im Umfeld ihrer Bienen kultivieren. Ihre kleinen violetten Blüten zeigt sie von August bis September.

Verwendung	Ernte
alle oberirdischen Pflanzenteile	Juli bis September

Indikation
Appetitlosigkeit, kalter Magen, Inkontinenz, Sehschwäche

Rezept
- 1 EL Poleiminzepulver
- 200 g Weinessig
- 200 g Honig

Honig und Essig in einem Glas mit Deckel zusammenmischen, das Kräuterpulver einrühren, fertig. Von dieser Mischung wird mehrmals täglich vor den Mahlzeiten ein Teelöffel bis ein Esslöffel voll geschlürft. Wem dieser Poleiessig zu scharf schmeckt, der kann ihn mit Wasser auf »Trinkstärke« verdünnen.

Indikation
kalter Magen, Verdauungsbeschwerden, Völlegefühl, unterstützend bei Gastritis

Rezept
- frische Poleiminze
- eine Prise Salz

Mehrmals täglich ein Blatt der Poleiminze mit einer Prise Salz gut kauen.

» Die Poleiminze hat eine angenehme Wärme und sie ist trotzdem feucht und von folgenden fünfzehn Kräutern hat sie die Kraft in sich, nämlich von Zitwer, Gewürznelke, Galgant, Ingwer, Basilienkraut, Beinwell, Lungenwurz, Osterluzei, Schafgarbe, Eberraute, Engelsüß, Odermennig, Stur, Storchenschnabel und Bachminze. Diese Kräuter wirken allen Fiebern entgegen. … Und pulverisiere Poleiminze und schütte dieses Pulver in Essig und Honig in gleichem Gewicht, und trinke es oft nüchtern, das heißt ›suffe‹ (schlürfe), und es reinigt deinen Magen und erhellt deine Augen … «

Rezept

- frische oder getrocknete Poleiminzeblätter oder Poleiminzepulver, Menge je nach Geschmack
- Hühner-, Rind-, Schaf- oder Ziegenfleisch
- Wasser
- Wein

Das Fleisch wird in Wasser langsam (2–3 Stunden) zu einer Suppe geköchelt, mit Salz und Poleiminze gewürzt. In Wasser gekochtes Fleisch ist bei Hildegard weit verträglicher als gebratenes Fleisch. Um die Heilwirkung der Minze nicht zunichtezumachen, sollte das Fleisch daher nicht gebraten, sondern in Wasser mit einem Schuss Wein und evtl. etwas Weinessig gekocht werden.

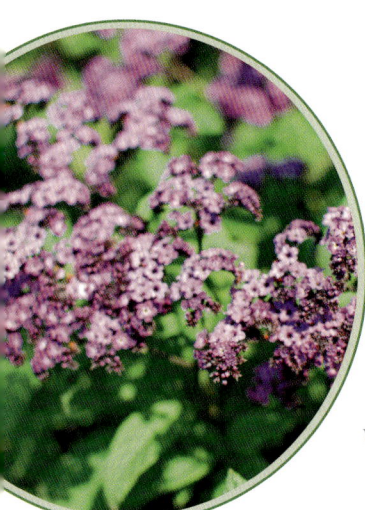

QUENDEL (THYMUS SERPYLLUM)

Die ausdauernde, immergrüne, duftende Pflanze erreicht eine Höhe von 10 bis 25 cm. Ihre rosaroten Blüten, die von Juli bis September erblühen, werden gerne von Bienen beflogen. Dank seiner geringen Ansprüche an Boden und Bodenfeuchtigkeit kann er zum Begrünen von Dächern und im Steingarten eingesetzt werden. In der Natur kommt Quendel an sonnenzugewandten Böschungen, Feldrainen und Wegrändern vor.

Verwendung	Ernte
Quendelkraut	Juni bis August

Indikation

Hautausschläge, Neurodermitis, Ekzeme, Dermatitis, Akne

Rezept

- Quendelkrautpulver

Jeder Mahlzeit schon während des Kochens Quendelkrautpulver als Gewürz zugeben. Für Fleisch-, Fisch- und Gemüsegerichte gut geeignet.
Wichtig: Quendel muss mitgekocht werden!

Indikation
Hautausschläge, unreine Haut

Rezept
- 30 g frisches Quendelkraut
- 70 g Ziegen-, Schaf- oder Rinderfett

2-mal täglich auf die betroffenen Hautstellen dünn auftragen.

Wir zerstoßen den Quendel in einer Reibschale so fein wie möglich und rühren ihn in das erwärmte flüssige Fett ein. Die Mischung lassen wir erkalten und über Nacht ziehen. Um eine schöne Salbe zu erhalten, erwärmen wir das Fett am nächsten Morgen noch einmal, seihen die Kräuterteile mit einem Sieb ab und rühren die Salbe, bis sie fest wird (siehe Kapitel »Salben«, Seite 27).

» … Aber wer die kleine Kratze, d.h. den kleinen Grind hat, der zerstoße Quendel mit frischem Fett, und so mache er daraus eine Salbe und salbe sich damit, und er wird die Gesundheit erlangen. «

Indikation
Kopfschmerz, verminderte Kopfdurchblutung, Burn out?

Rezept
- 1–2 EL Quendelpulver (je nach Geschmack)
- 500 g Dinkelweißmehl
- eine Prise Salz
- Wasser nach Bedarf

Alle Zutaten werden in einer Schüssel zusammen gemischt sodass ein knetfähiger Teig entsteht. Dieser wird dünn ausgewalkt und in kleine Quadrate oder Rechtecke geschnitten. Anschließend bei ca. 150–180 °C ca. 5 Minuten backen. Davon mehrmals täglich ein paar Stück essen.

Obwohl Hildegard im Text nicht ausdrücklich erwähnt, dass die Kekse gebacken werden müssen, scheint es doch logisch und folgerichtig, dass dies gemacht werden muss, um »Törtchen« zu erhalten. Fertige Quendelkekse sind im Handel erhältlich

Als Alternative lässt sich der Teig auch zu Fladen formen und in einer Pfanne mit etwas Öl braten.

» … Und wenn das Gehirn krank und wie leer ist, dann pulverisiere Quendel und dieses Pulver mische mit feinem Mehl (Semmelmehl) in Wasser, und so mache er Törtchen, und esse sie oft, und sein Gehirn wird sich besser befinden. «

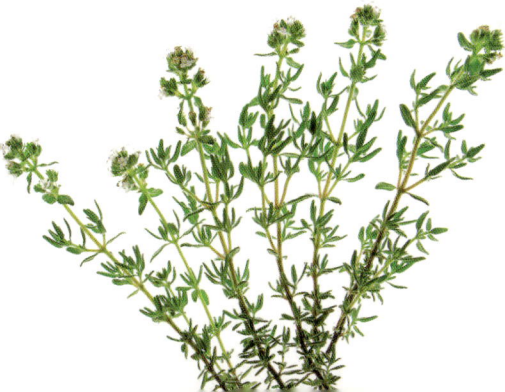

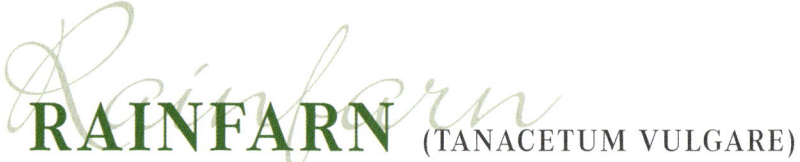

RAINFARN (TANACETUM VULGARE)

Die ausdauernde, bis 160 cm hohe Pflanze benötigt einen sonnigen, trockenen Standort. Von Juli bis September zeigt sie die gelben, trugdoldig angeordneten kleinen Blütenkörbchen. Rainfarn gehört zu den Unkrautpflanzen, die an Bahndämmen, Straßen- und Waldrändern und auf Schuttplätzen vorkommen. Am besten gedeiht er auf nährstoffreichen Lehmböden.

Verwendung	Ernte
Rainfarnsaft	Mai bis Juli
Pulver aus Rainfarnblättern (ohne Blüten)	vor und während der Blüte von Juli bis August

» Der Rainfarn ist warm und etwas feucht, und er ist gut gegen alle überfließenden und ausfließenden Säfte. ... und wer immer den Harn nicht lassen kann, als ob er von einem Stein bedrängt wird, der zerstoße Rainfarn und seihe seinen Saft durch ein Tuch, und er gebe genügend Wein bei, und so trinke er oft, und das Harnverhalten wird gelöst, und er lässt ihn hinaus. «

Indikation

Harnverhalten bei Mann und Frau, Prostatavergrößerung (Altmännerkrankheit)

Rezept

- 50 ml Rainfarnsaft
- 1 l Wein

Rainfarnsaft mit Wein mischen und davon 3-mal täglich ein Likörglas voll trinken.
Rainfarnsaft bereiten wir selbst zu, dazu verwenden wir ausschließlich die Blätter.
Der Saft kann entweder 1:1 mit 90%igem Alkohol konserviert oder portionsweise eingefroren werden.

TIPP Wir möchten bei Rainfarn besonders darauf hinweisen, dass vom BGA Rainfarn zur Anwendung in der Therapie nicht empfohlen wird. Vor der Anwendung dieser sowie jeder anderen Rezeptur muss daher ein Arzt oder Heilpraktiker konsultiert werden, um mögliche Risiken und Nebenwirkungen abzuwägen, um die Dosis individuell zu bestimmen, vor allem, um den durch eine unkontrollierte Behandlung möglichen gesundheitlichen Schaden zu vermeiden.
Der Rainfarnwein hilft nicht, wenn es sich tatsächlich um einen Blasenstein handelt, der die Harnwege verlegt, oder wenn eine Schwellung (Tumor) diese Beschwerden verursacht.

Indikation

Husten mit Auswurf, Stockschnupfen, Katarrh

Rezept

- Pulver aus Rainfarnblättern ohne Blüten, eine Prise

Eine kleine Menge Suppe, Getreide- oder Fleischgericht mit einer Prise Rainfarnpulver würzen und essen. Auch in Apfelkompott kann das Pulver genommen werden! Rainfarnpulver nicht in Milchprodukten verzehren! Milch und Milchprodukte produzieren im Körper sehr viel Schleim. Bei Erkrankungen mit viel Auswurf sollte man daher unbedingt auf Milchprodukte verzichten.

» Denn wer den Schnupfen hat und dadurch hustet, der esse Rainfarn, entweder in Suppen oder in Kucheln oder mit Fleisch oder auf irgendeine andere Weise. Er unterdrückt die Säfte, sodass sie in ihm nicht überhandnehmen, und so werden sie weniger. «

Indikation

Lungenverschleimung mit zähem Schleim, der nicht abgehustet werden kann, trockener Husten, akute Bronchitis, unterstützend bei Asthma

Rezept

- ½ TL Rainfarnpulver ohne Blüten
- 2–3 EL Dinkelmehl
- ca. 250 ml Wasser
- Salz eine Prise

Die Zutaten in Wasser einrühren, aufkochen und täglich eine Tasse voll essen.

» Und wer trockenen Husten hat, der bereite mit feinem Mehl und Rainfarn Suppen und esse sie oft, und so werden die Trockenheit und die inneren Geschwüre des Hustens gelöst, sodass jener Mensch, der Auswurf hat, diesen ausspeien und es wird ihm besser gehen. «

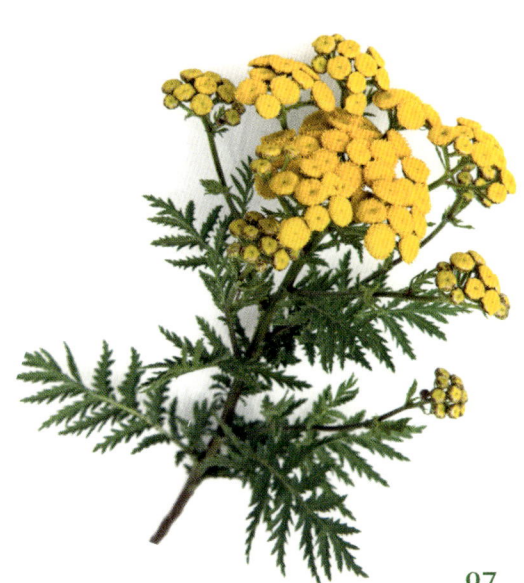

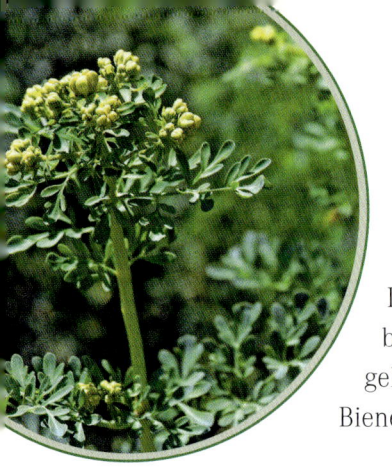

RAUTE (RUTA GRAVEOLENS)

Die Weinraute – wie sie auch genannt wird – ist eine ausdauernde Pflanze. Sie bevorzugt sonnige Lagen und ist auch mit einem trockenen Standort zufrieden. Die gelben Blüten der 60 bis 80 cm hohen Pflanze erblühen im Juni/Juli und werden von Bienen gerne besucht.

Verwendung	Ernte
Rautenblätter	während der Vegetationsperiode

» … Wenn die Raute roh nach einer Mahlzeit gegessen wird, dann unterdrückt sie die unrechte Hitze des Blutes im Menschen, vermindert die Melancholie, und dämpft den (Magen-)Schmerz, den ein Mensch spürt, nachdem er etwas gegessen hat. «

Indikation
Magenschmerzen, Völlegefühl, Melancholie, (Hitzewallungen?)

Rezept
- 2–5 Weinrauteblätter

Frische Weinrauteblätter nach dem Essen kauen.
Wer keine Weinraute im Garten hat, kann sich auch mit Weinrautetabletten behelfen. Von diesen lässt man 1–3 Stück nach dem Essen auf der Zunge zergehen.

» … Wenn ein Mensch in den Nieren und in den Lenden manchmal Schmerzen hat, dann geschieht dies oft wegen einer Magenkrankheit. Dann nehme er Raute und Wermut von gleichem Gewicht und füge mehr als diese Bärenfett bei, und dies zerstoße er gleichzeitig, und damit reibe er sich um die Nieren und die Lenden kräftig am Feuer ein, wo er den Schmerz empfindet … «

Indikation
Nierenschmerz (Nierenbeckenentzündung)

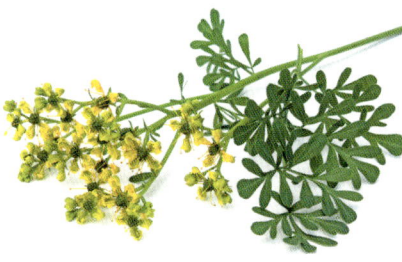

Rezept
- 20 g Raute
- 20 g Wermut
- 60 g Bärenfett

Raute und Wermut sehr klein schneiden. In der Reibschale gut zerstoßen und mit dem weichen Bärenfett vermischen. Mit dieser Salbe werden Nierengegend und die Lenden bei offenem Feuerschein kräftig einmassiert, ca. 5 min lang, bis die Haut eine deutliche Rötung zeigt. Der Feuerschein kann von einer geöffneten Ofentüre, einem Lagerfeuer, einem Feuer im Gartengrill oder einem offenen Kamin stammen, aber es muss die Wärmeeinwirkung von brennendem Holz sein.

RINGELBLUME (CALENDULA OFFICINALIS)

Die Ringelblume ist eine der häufigsten Blumen in unseren einheimischen Gärten. Sie ist einjährig, sät sich aber selbst überreichlich aus, sodass auch im nächsten Jahr wieder viele Jungpflanzen im Garten vorzufinden sind. In sonnigen, mäßig feuchten Lagen erreicht sie eine Höhe von ca. 60 cm. Ihre orangefarbenen Blüten, die von Insekten beflogen werden, verschönern den Garten von Juni bis in den Oktober hinein. Bedingt als Balkonpflanze geeignet.

Verwendung	Ernte
Ringelblumenblüten	während der Blüte (Juni bis Oktober)

Indikation
Lebensmittelvergiftung, Pilzvergiftung, Vergiftung durch Chemikalien, Arzneimittelvergiftung, Salmonellose, verdorbener Magen

Rezept
- 1–2 Handvoll Ringelblumenblüten (mit oder ohne Kelch)
- ½ l Wasser

Die Ringelblumenblüten ca. 5 Minuten in Wasser kochen, abseihen und die Ringelblumenblüten sobald wie möglich auf die Magengegend auflegen.

Rezept
- 1 Handvoll Ringelblumenblüten
- ¼ l Wein

Den Wein erwärmen, vom Feuer (Kochstelle) nehmen, Ringelblumen einlegen und wiederum erwärmen; nicht kochen! Die Ringelblumen abseihen und den warmen Wein kleinschluckweise trinken.

TIPP Vor jeder Eigenbehandlung muss ein Arzt oder Heilpraktiker konsultiert werden, um Schäden – die durch eine falsche Behandlung entstehen könnten – von vornherein auszuschließen!

》 Die Ringelblume ist kalt und feucht, und sie hat starke Grünkraft in sich, und sie ist gut gegen Gift. Denn wer Gift isst, oder wem es verabreicht wurde, der koche Ringelblume in Wasser, und nach Ausdrücken des Wassers lege er sie so warm auf seinen Magen, und sie erweicht das Gift, und es wird von ihm ausgeschieden. Aber dieser Mensch wärme alsbald guten Wein und lege genug Ringelblume hinein, und damit wärme er wiederum den Wein, und weil er Gift genommen hat, trinke er so jenen halbwarmen Wein, und er schnäuzt das Gift entweder aus der Nase aus, oder er wirft es durch den Schaum, das heißt – schum – von sich aus. 《

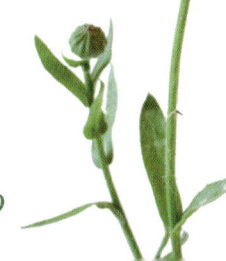

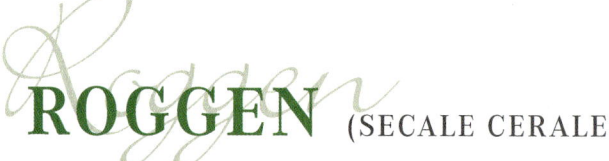

ROGGEN (SECALE CERALE)

Der Roggen ist in unseren Breitengraden als Brotgetreide bekannt. Schwarzbrot oder Pumpernickel werden aus Roggenmehl hergestellt. Er wird in der Regel feldmäßig angebaut. Der bis zu zwei Meter hohe Roggen ist an den langen, begrannten, überhängenden Ähren zu erkennen. Sein Stroh ist härter als das anderer Getreidearten und wird gerne zu Flechtarbeiten verwendet.

Verwendung	Ernte
Roggenkörner	August

» Wer aber an seinem Körper Furunkeln hat, welcher Art sie auch seien, lege Roggenbrot, das am Feuer erwärmt worden ist oder warm aus dem Ofen kommt und gebrochen wird auf die Furunkeln und die Wärme des Roggens verzehrt sie und lässt sie verschwinden. «

Indikation
Furunkel, Akne

Rezept
- Roggenbrot

Die betroffene Stelle mit einem dünnen Hanftuch bedecken, darüber ein Roggenbrotstück, von Roggenbrot, welches nur aus Roggenmehl hergestellt wurde, am Feuer wärmen und auf die entsprechende Stelle warm auflegen, über Nacht evtl. auf der Stelle fixieren. Diese Anwendung wird so lange wiederholt, bis die Stelle verheilt ist.

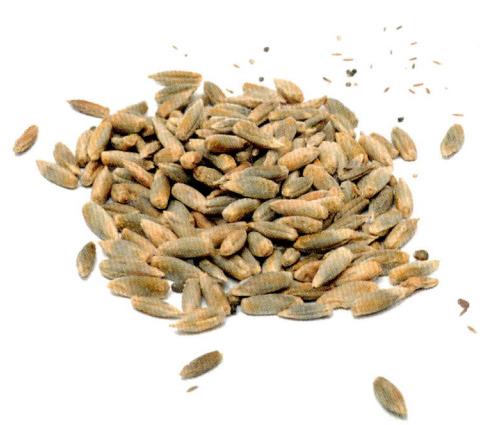

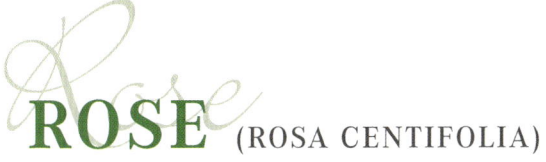

ROSE (ROSA CENTIFOLIA)

Der bis 2 m hohe Rosenstrauch benötigt humosen, mäßig feuchten Boden, einen sonnigen Platz, ist aber auch im Halbschatten zufrieden. Die weißen bis roten Blüten zieren den Strauch von Juni bis August. Sie versorgen die Insekten mit Blütenstaub und etwas Nektar. Wer die Früchte der Rose nicht sammeln will, kann sie für die Vögel als Winterfutter am Strauch belassen.

Verwendung	Ernte
Rosenblüten und -blätter	während der Blütezeit
Zusatzstoff für Heilmittel	

Rezept

- Rosenblüten und -blätter
- Olivenöl

Zur Bereitung des Rosenöls nehmen wir ein Einweckglas mit Schnappverschluss und geben etwa ¼–½ l Olivenöl hinein. Nun nehmen wir die Rosenblüten (ca. 90 %) und die Rosenblätter (ca. 10 %) und geben sie kleinportionsweise in das Olivenöl und tauchen sie unter. Ist die Olivenölmenge nicht mehr ausreichend, um neue Blüten aufzunehmen, so gießen wir nochmals Olivenöl ins Gefäß und fahren mit der Zugabe von Blütenblättern fort usw., bis das Glas zu ⅘ gefüllt ist. Zum Schluss soll das Olivenöl ca. 2 Fingerbreit über den Rosenblättern und -blüten stehen. Das verschlossene Glas stellen wir an die Sonne und schütteln es 1-mal täglich auf. Nach einer Woche wird das »Rosenöl« abgepresst, in dunkle Flaschen abgefüllt und an einem kühlen, lichtgeschützten Ort aufbewahrt. Wir verwenden es als Zusatz zu Salben und generell als Heilmittel-Grundlage, wo immer Hildegard Olivenöl in der Rezeptur angibt.

» ... Aber die Rose ist auch gut zu Tränken und zu Salben und zu allen Heilmitteln, wenn sie ihnen beigefügt wird, und sie sind umso besser, wenn ihnen etwas von den guten Kräften der Rose beigefügt wird, wenn auch wenig. «

TIPP Wenn wir Elixiere herstellen, so können wir ein paar Rosenblüten mitkochen, weil diese die Wirksamkeit des Heilmittels verbessern, deshalb werden wir stets getrocknete Rosenblüten zu Hause haben.

» ... Und wer jähzornig (und verzichtet, d.V.) ist, der nehme die Rose und weniger Salbei und zerreibe es zu Pulver, und in jener Stunde, wenn ihm der Zorn aufsteigt, halte es an seine Nase. Denn der Salbei tröstet, die Rose erfreut... «

Indikation
Jähzorn, unterstützend bei Gicht

Rezept
- 20 g Rosenblüten und -blätter
- 15 g Salbeiblätter und -blüten

Rose und Salbei in der Sonne trocknen und zusammen pulverisieren. Dieses Pulvergemisch geben wir in eine kleine Dose und tragen sie stets bei uns. Bei einem Zornanfall halten wir die geöffnete Dose an die Nase und nehmen den Duft der Kräuter auf. Es ist nicht nötig, das Pulver zu schnupfen!

» Die Rose ist kalt und diese Kälte hat eine nützliche Mischung in sich. Am frühen Morgen oder bei Tagesanbruch nimm ein (frisches) Rosenblatt und lege dies über deine Augen. Es zieht den Saft, das ist das Triefen aus ihnen heraus und macht sie klar. «

Indikation
beginnende Schwachsichtigkeit, unterstützendes Mittel bei beginnender Bindehautentzündung.

Rezept
- frisches Rosenblütenblatt

Am frühen Morgen, noch vor oder bei Sonnenaufgang ein oder zwei frische Rosenblütenblätter auf die geschlossenen Augenlider legen.

» Aber auch, wer mäßig Geschwüre an seinem Körper hat, lege über diese die Blätter der Rose und es zieht ihnen den Schleim heraus. «

Indikation
kleine Hautgeschwüre, kleine Pusteln, zur Gesichtspflege

Rezept
Vom Morgentau benetzte Rosenblätter auf die betroffenen Hautstellen legen und diese wenigstens 10–15 Minuten darauf liegen lassen.

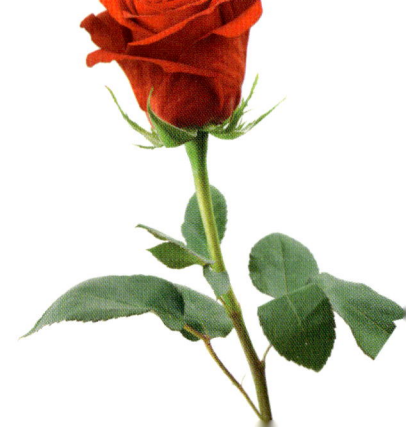

SALBEI (SALVIA OFFICINALIS)

Der Gartensalbei ist ein 60 bis 80 cm hoher blaublühender, ausdauernder Halbstrauch, der sonnige Lagen und einen nährstoffreichen, nicht zu trockenen Boden schätzt. Seine Blüten sind eine gute Bienenweide, und seine Blätter werden in der Küche gerne als Gewürz verwendet.

Verwendung	Ernte
Salbeiblätter	vor und während der Blüte

Indikation
unkontrollierter Urinabgang, Bettnässen

Rezept
- 3 TL Salbeiblätter
- ½ l Wasser

Salbeiblätter ca. 5 Minuten in Wasser kochen, abseihen und mehrmals täglich eine Tasse warmen Salbeitee trinken.

Auch im Medizin-Lehrbuch »Causae et curae« beschreibt Hildegard den unkontrollierten Urinabgang als Folge eines »kalten Magens«.

TIPP Salbeitee bei Bettnässen hilft nicht, wenn das Grundleiden nervösen oder psychischen Ursprungs ist. Dazu ist dieses Grundleiden bevorzugt zu behandeln!

Indikation
Schädigung durch Umweltgifte (Luftverschmutzung, giftige Dämpfe z. B. von Holzschutzmitteln), Unwohlsein, Völlegefühl, nach dem Genuss von »Küchengiften« (z. B. Erdbeeren)

Rezept
- Salbeiblätter oder Salbeipulver

Ob roh, gekocht oder pulverisiert unterdrückt Salbei die schlechten Säfte; Salbei sollte aber nicht zu hoch dosiert eingenommen werden, um mögliche Überempfindlichkeitserscheinungen nicht zu provozieren.

» ... Wenn jemand den Urin wegen der Kälte des Magens nicht halten kann, koche er Salbei in Wasser und seihe dies durch ein Tuch, und er trinke es oft warm, und er wird geheilt werden. «

» ... roh und gekocht ist er für jenen gut zu essen, den schlechte Säfte plagen, weil er diese unterdrückt. Nimm aber Salbei, pulverisiere ihn und iss dieses Pulver auf Brot, und es vermindert den Überfluss der schlechten Säfte in dir. «

» ... Und wer von irgendeiner schmutzigen Sache (äußere Faktoren, Umweltverschmutzung, Verwesungsgeruch ...) an dem Gestank leidet, der stecke Salbei in die Nase, und das hilft ihm (den Gestank zu ertragen). «

Indikation
Geruchsbelästigung durch Luft- und Umweltverschmutzung

Rezept
- frische Salbeiblätter

In jedes Nasenloch ein frisch gepflücktes zusammengerolltes Salbeiblatt stecken.

» Wer aber Widerwillen gegen das Essen hat, der nehme Salbei und weniger Kerbel und etwas Knoblauch und zerstoße dies gleichzeitig in Weinessig und so mache er eine Würze und er tauche die Speise, die er essen will, hinein, und er hat Appetit zu essen. «

Indikation
Appetitlosigkeit

Rezept
- 20 g Salbeiblätter
- 10 g Kerbel
- 1–3 Zehen Knoblauch
- 500 ml Weinessig

Die Kräuter zuerst klein schneiden, dann in einen großen Porzellanmörser geben, etwas Weinessig hinzufügen und alles zusammen zerstoßen, den restlichen Weinessig zugeben, unterrühren und in ein Schraubglas füllen. Bei starker Appetitlosigkeit genügt es vielfach ein Stück Dinkelbrot in die Würze zu tauchen und dieses getränkte Brot zu essen. Diese Zubereitung eignet sich weniger für Süßspeisen als mehr für pikante Zubereitungen. Sparsam dosieren, um keine Überempfindlichkeitsreaktionen aufgrund des Salbeis auszulösen!

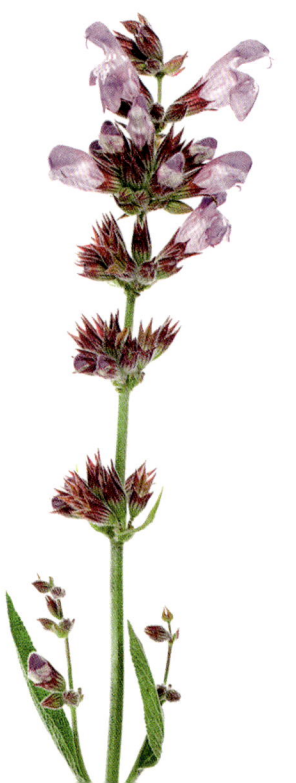

SANIKEL (SANICULA EUROPAEA)

Sanikel ist zwar in der »Roten Liste gefährdeter Farn- und Blütenpflanzen Bayerns« in der Neubearbeitung von 1986 nicht enthalten, da aber sein Bestand vielerorts sehr stark rückläufig ist, sollte er zur Heilmittelgewinnung ausschließlich im Garten kultiviert werden.

Die ausdauernde, 10 bis 50 cm hohe Pflanze kommt in der Natur auf feuchtem, mullreichem Boden von Laub-, Misch- und Nadelwäldern vor. Sanikel verträgt keine intensive Sonnenbestrahlung und soll daher an einem schattigen Ort angepflanzt werden. Die weißen Blüten zeigt er von Mai bis Juli.

Verwendung	Ernte
ganze Sanikelpflanze	Juni

Indikation

Bauchschmerzen, Verdauungsstörungen, Entzündungen und Schmerzen im Magen-Darm-Bereich, Sekretionsstörungen des endo- und exokrinen Drüsenapparates

Sommer-Rezept

- 100 g frische Sanikelpflanzen mit Wurzel
- 2,5 l Wasser
- 500 g Honig
- 50 g Süßholzsaft (oder Süßholzwurzel)

Frische Sanikelpflanzen ca. 10 Minuten in Wasser kochen, abseihen. Dem Sanikelabsud Honig und Süßholzsaft (Lakritzsaft) zugeben und noch einmal aufwallen lassen. Heiß in sterilisierte Flaschen abfüllen.
Von diesem Sanikelelixier nehmen wir nach jeder Mahlzeit 1–2 Likörgläser voll.

» ... Im Sommer, wenn er grün ist, ziehe ihn mit den Wurzeln aus und koche ihn in Wasser und dann seihe dieses Wasser durch ein Tuch, und dann gib diesem Absud Honig und etwas Süßholz bei und mache so eine Honigwürze, und trinke sie oft nach dem Essen. Und aus deinem Magen nimmt sie den Schleim weg und hilft den kranken Eingeweiden. «

» Aber trockne auch Sanikel vorsichtig an der Sonne, damit er seine Kräfte nicht verliere, weil die Sonne die Kräfte der Kräuter nicht wegnimmt, wenn sie getrocknet werden; das Feuer aber nimmt die Kräfte. Und das so getrocknete Kraut zerreibe sachte, sodass es nicht vollständig pulverisiert werde. Und dieses Pulver bewahre für den Winter auf. Und dann im Winter lass Wein mit etwas Honig und Süßholz aufkochen, das heißt ›welle‹, und gib dieses Pulver hinein, und trinke es so oft nach dem Essen, und es vertreibt den Schleim aus dem Magen und führt die leidenden Eingeweide zur Gesundheit zurück. «

Indikation
siehe Sommer-Rezept

Winter-Rezept

- 20 g sonnengetrocknetes, zerriebenes Sanikelkraut
- 150 g Honig
- 30 g Süßholz (-wurzel)
- 2 l Wein

Honig, Süßholzwurzel und Wein zusammen ca. 5 Minuten kochen, das getrocknete Sanikelkraut zugeben und noch einmal kräftig aufwallen lassen, durch ein grobes (weitmaschiges) Sieb seihen und heiß in sterilisierte Flaschen abfüllen.

Von dieser Winter-Zubereitung des Sanikelelixiers nehmen wir täglich 1–2 Likörgläser voll nach jeder Mahlzeit.

Das Abseihen der fertigen Zubereitung kann man sich sparen, wenn man statt der Süßholzwurzel Lakritzsaft verwendet.

Die Unterscheidung zwischen Sommer- und Winter-Rezept zeigt auch, dass das Elixier nicht zu lange lagerbar ist und bei Bedarf frisch zubereitet werden soll.

» ... Wer aber durch ein Eisen verwundet ist, der drücke den Saft des Sanikel aus und gebe ihn in Wasser, und das trinke er nach dem Essen. Oder wenn es Winter ist, gebe das Pulver in Wasser und trinke dies oft nach dem Essen, und es reinigt innerlich die Wunden und heilt sie allmählich vollständig aus. «

Indikation
Verletzungen (Schnitt-, Riss- oder Stichwunden), nach Operationen

Sommer-Rezept

- Sanikelsaft

4–5 Tropfen Sanikelsaft in einem Likörglas Wasser nach dem Essen trinken.

Winter-Rezept

- Sanikelpulver

1–2 MS Sanikelpulver in ⅛ l Wasser schluckweise nach dem Essen trinken.

TIPP Wundheilung: siehe auch Schafgarbe

SCHAFGARBE (ACHILLEA MILLEFOLIUM)

Die ausdauernde, ca. 40 bis 60 cm hohe, von Juni bis Oktober weiß blühende Schafgarbe kommt vor allem auf mäßig feuchten Wiesen und an Wegrändern vor. Zum guten Gedeihen benötigt sie eine sonnige Lage. Sie kommt in der Natur sehr häufig vor, besonders auf Schafweiden – wie der Name schon sagt.

Verwendung	Ernte
Schafgarbenkraut	Mai bis September

Indikation
tiefe Wunden, Operationen aller Art

Rezept
- Schafgarbenpulver

2–3-mal täglich 1 MS Schafgarbenpulver einige Tage in warmem Wasser trinken.

Danach das Pulver (1 MS) in einem Likörglas warmem Wein einnehmen. Das Schafgarbenpulver hat sich für die Operationsvorbereitung und die Wundheilung nach der Operation bestens bewährt. Man beginnt ein bis zwei Wochen vor dem geplanten OP-Termin mit der Einnahme des Schafgarbenpulvers in warmem Wasser oder Petersilien-Honig-Wein. Nach der Operation nimmt man das Pulver in warmem Wasser.

Sobald der Patient aus dem Krankenhaus entlassen wird, ersetzen wir das warme Wasser durch warmen Wein, der dann bis zur vollständigen Genesung genommen wird. Nachdem die Fäden gezogen sind, kombinieren wir diese »innerliche Wundbehandlung« mit den Schafgarbenkrautauflagen.

» ... Wer aber im Körperinnern eine Wunde erhielt, sei es, dass er durch Spieße verwundet oder dass er innerlich zusammengeschnürt wurde, der pulverisiere die Schafgarbe und trinke jenes Pulver in warmem Wasser. Und wenn es ihm besser geht, dann nehme er dieses Pulver in warmem Wein, bis er geheilt wird. «

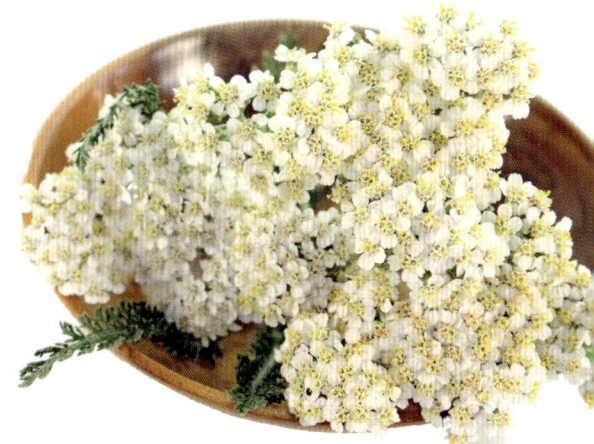

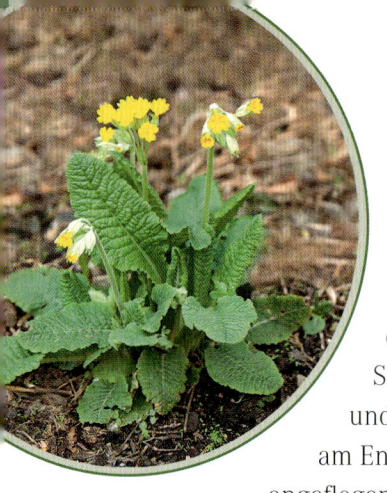

SCHLÜSSELBLUME (PRIMULA VERIS)

Der Himmelschlüssel ist eine ausdauernde Pflanze, die eine Höhe von 15 bis 25 cm erreicht.

Sie bevorzugt feuchte bis mäßig feuchte nährstoffreiche, aber ungedüngte Böden und kommt sowohl in sonnigen wie in schattigen Lagen vor. Ihre gelben Blüten, die am Ende eines blattlosen Blütenstängels als Dolde erscheinen, werden gerne von Bienen angeflogen.

Verwendung	Ernte
frisches, blühendes Schlüsselblumenkraut	März bis Mai

» Dieses Kraut erhält seine Kraft überwiegend von der Kraft der Sonne. Aus diesem Grund unterdrückt es die Melancholie im Menschen. Die Melancholie macht den Menschen traurig und in seinem Benehmen unruhig, wenn sie in ihm aufsteigt und lässt ihn Worte gegen Gott aussprechen. Das bemerken die Luftgeister, eilen zu ihm und machen ihn durch ihre Einflüsterungen wahnsinnig. Daher lege dieser Mensch das Kraut auf das Fleisch und an sein Herz, damit es davon warm werde und die Plagegeister werden weichen, weil sie die ›Sonnenkraft‹ dieses Krauts verschmähen. «

Indikation
Melancholie, Depression, Psychosen, Alpträume, Herzdruck

Rezept
- ein Bund blühende Schlüsselblumen

Die frisch gepflückten Schlüsselblumen auf die Herzgegend auflegen und mit einer elastischen Binde fixieren. 2–3 Stunden liegen lassen.

NICHT ANZUWENDEN BEI PRIMELALLERGIE

SCHÖLLKRAUT (CHELIDONIUM MAJUS)

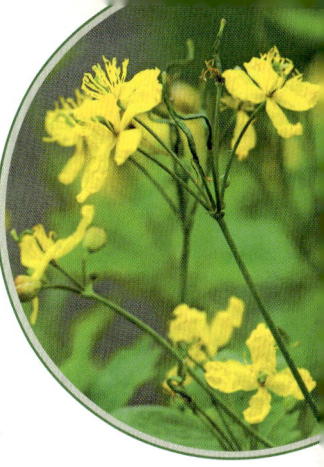

Schöllkraut ist eine ausdauernde Pflanze und wird 40 bis 60 cm hoch. Sie benötigt einen mäßig feuchten Boden und eine sonnige bis halbschattige Lage. Die gelben kleinen Blüten erscheinen von Mai bis September.

Verwendung	Ernte
Schöllkraut	Mai bis September

Indikation
Warzen, geschwürige Haut

Rezept
- 10 ml Schöllkrautsaft
- 30 g altes Fett

Den Pflanzensaft und das Fett in einer Reibschale zusammen zerstoßen und dann in einer Pfanne miteinander verschmelzen und wieder kalt rühren.
Die Warzen 1–2-mal täglich dünn mit der Salbe einreiben.

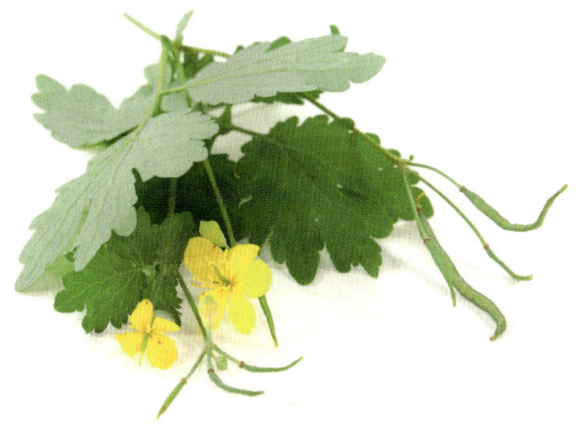

» Das Schöllkraut ist sehr warm und enthält einen giftigen und schleimigen Saft. Denn es hat ein so schwarzes und herbes Gift in sich, dass es dem Menschen keine Gesundheit verleihen kann. Denn auch wenn es dem Menschen irgendwie Gesundheit gäbe, würde es ihm auf andere Weise innerlich größere Krankheiten zufügen. Wenn es nämlich jemand isst oder trinkt, verwundet und verletzt es ihn innerlich und daher bewirkt es im Menschen bisweilen einen schmerzhaften Stuhlgang und eine schmerzhafte Verdauung aber keine Gesundheit ... Wer aber etwas Unreines (Ekliges) isst oder trinkt oder berührt, wovon er im Körper geschwürig wird, der nehme altes Fett und gebe ihm genug Saft vom Schöllkraut bei und zerstoße es damit, und so zerlasse er es zusammen in einer Schüssel, und dann salbe er sich mit dem Talg, und er wird geheilt. «

SCHWERTLILIE (IRIS GERMANICA, -FLORENTINA, -VERSICOLOR)

Alle Schwertlilienarten sind ausdauernde Stauden und erreichen eine Höhe von 15 cm (Iris pumila) bis 150 cm (Iris pseudacorus). Für unsere Heilmittel verwenden wir die blauviolett blühende Iris germanica (deutsche Schwertlilie), die weiß blühende Iris florentina (Veilchenwurzel) oder die in ihrer Blütenfarbe von Gelb bis Violett variierende Iris versicolor. Alle diese Arten benötigen einen feuchtnassen, humosen Boden und einen guten Platz an der Sonne. Sie blühen von Mai bis Juli.

Verwendung	Ernte
Blätter	Mai

» ... Im Mai aber nimm den Saft ihrer Blätter und mache Fett in einer Schüssel flüssig und füge diesen Saft bei und bereite so eine Salbe, sodass diese grün erscheint. Und jenen, der die kleine Krätze hat, den salbe oft mit dieser Salbe, und er wird geheilt werden ... «

Indikation
Hautausschläge, unreine Haut

Rezept
- 10 ml Irisblättersaft
- 30 g Ziegenfett

Das Fett in einem Topf verflüssigen und den Irisblättersaft langsam zugeben, vom Feuer nehmen und unter ständigem Rühren erkalten lassen. In kleine Salbenkruken füllen und kühl aufbewahren. 2-3-mal täglich auf die betroffenen Hautstellen dünn auftragen.

» Zerstoße auch die Wurzel in gutem Wein in einem Mörser und erwärme diesen Wein, nachdem er durch ein Tuch geseiht wurde und gib dies so warm jenem zu trinken, der einen Stein hat. Und wer von Schwierigkeiten beim Harn lassen zusammengeschnürt wird, in dem wird der Stein erweicht und die Harnwege, und das, was zusammengeschnürt war, wird eröffnet werden. «

Indikation
Blasensteine, Nierensteine

Rezept
- 10 g frische Schwertlilienwurzel
- 250 ml Wein

Die frische, klein geschnittene Schwertlilienwurzel in etwas Wein in einem Porzellanmörser kräftig anstoßen. Wenn die Wurzel gut zerstoßen ist, den restlichen Wein zugeben und gut miteinander vermischen. Anschließend durch ein Tuch abfiltrieren (Kaffeefilter). Von diesem Wein 1-2 Likörgläser voll erwärmen und trinken. Wenn die schneidenden Schmerzen aufgehört haben oder wenn der Stein abgegangen ist, mit der Einnahme aufhören.

SELLERIE (APIUM GRAVEOLENS)

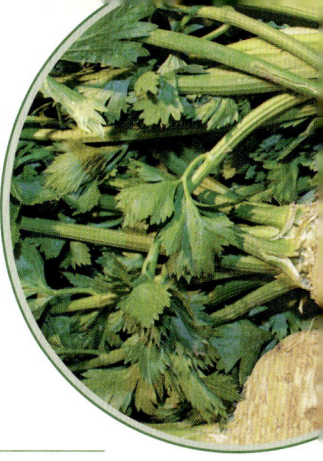

Sellerie ist eine zweijährige Gemüsepflanze. Wir unterscheiden drei verschiedene Kultursorten: Blattsellerie, Knollensellerie und den in unserer Gegend weniger bekannten Bleichsellerie. Für unser Heilmittel benötigen wir Selleriesamen.

Um aus dem zweijährigen Sellerie, der erst im zweiten Jahr seinen Samen ausbildet, eine »einjährige« Pflanze zu machen, können wir uns ein paar Tricks bedienen, die aber leider nicht immer zum Erfolg führen. Sellerie an sich benötigt zum guten Gedeihen einen feuchtnassen, warmen (Sonnenlage) Boden. Im Frühjahr soll er möglichst keinen Spätfrost mehr abbekommen, um seine »Zweijährigkeit« nicht zu verlieren, wenn wir den Sellerie als Gemüse ziehen!

Der Trick, aus dem zweijährigen einen einjährigen Sellerie zu machen, besteht darin, dass wir den jungen, vorgezogenen Selleriepflanzen im Frühjahr (April) einen kleinen Kälteschock (1–2 Wochen 2–5°C) verabreichen. Das kann genügen, um der Pflanze einen überstandenen Winter zu suggerieren und sie zum Blühen und somit zum Ausbilden von Samen zu veranlassen. Der andere Kunstgriff besteht darin, den Sellerie an einen trockenen, sonnigen Platz zu setzen. Auch das kann die Blüten- und Samenbildung anregen.

Verwendung	Ernte
Selleriesamen	Herbst

» Aber wer von Gicht so geplagt wird, dass sich sein Mund zusammenzieht und verzerrt, und dass seine Glieder zittern, und dass er sogar an seinen Gliedern verkrümmt, der pulverisiere Selleriesamen und füge zu einem Drittel Raute bei und auch von der Muskatnuss weniger als vom Rautepulver und weniger Gewürznelken als Muskatnuss und weniger Steinbrech als Gewürznelken. Und dies alles mache er zu Pulver, und er esse dieses Pulver sowohl vor als auch nach dem Essen, und die Gicht wird von ihm weichen, weil es das beste Mittel gegen Gicht ist … «

Indikation

Rheuma, Gicht, (Jähzorn), M. Parkinson, Arthrose, Arthritis

Rezept

- 60 g Selleriesamen
- 20 g Weinraute
- 15 g Muskatnuss
- 10 g Gewürznelken
- 5 g Steinbrech

Alle Zutaten vermischen und pulverisieren.

Von diesem Rheumapulver nehmen wir vor und nach jeder Mahlzeit ½–1 TL voll auf einem kleinen Stückchen Brot. Das Pulver muss gut eingespeichelt werden.

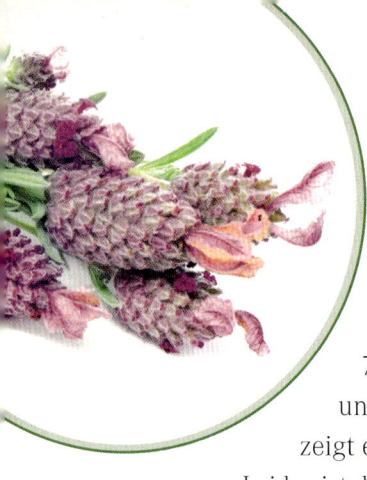

SPEIK-LAVENDEL
(LAVANDULA LATIFOLIA [SPICA])

Der ausdauernde, immergrüne Halbstrauch wird in unseren Breitengraden 30 bis 70 cm hoch. Er liebt trockene, sonnige Lagen, benötigt aber guten humosen Boden und ab und zu etwas Kompost. Seine lila Blüten, die gerne von Bienen beflogen werden, zeigt er von Juni bis Juli.

Leider ist der Speik-Lavendel nur bis etwa −5 bis −10°C winterhart, weshalb er in unseren Gärten einen besonders geschützten Platz benötigt.

Verwendung	Ernte
Speikkraut	Juni bis September

» ... Und wer Lavendel mit Wein kocht oder wenn er keinen Wein hat, mit Honig und Wasser kocht und so lau oft trinkt, der mildert den Schmerz in der Leber und in der Lunge und die Dämpfigkeit in seiner Brust, und er bereitet reines Wissen und einen klaren Verstand. «

Indikation
Leberschmerz, Lungenschmerz, Kurzatmigkeit, unterstützend bei Lernschwierigkeiten, Schulproblemen

Rezept
- 1 EL Speik-Lavendel
- 1 EL Honig
- ½ l Wasser

Speik und Honig zusammen in Wasser 5 Minuten kochen, abseihen und täglich vor und nach jeder Mahlzeit lauwarm trinken.

Dieser Speiktee ist auch Schulkindern zu empfehlen, um den Anforderungen in der Schule nachzukommen. Die Mengen können gerne variiert werden, sodass evtl. weniger Speik, dafür etwas mehr Honig oder auch weniger genommen werden kann.

Erwachsene dürfen den Lavendel in Wein gekocht verwenden, allerdings ohne Honigzusatz.

SÜSSHOLZ (GLYZYRRHIZA GLABRA)

Die ausdauernde Pflanze wird 80 bis 140 cm hoch und wächst auf mäßig feuchtem, humosem Boden. Sie wächst sowohl in der Sonne, verträgt aber auch etwas Schatten (Halbschatten). Ihre lila Blüten sitzen an 8 bis 15 cm langen, aufrechten Trauben. Die Blütezeit geht von Juni bis September.

Verwendung	Ernte
Süßholzkraut	während der Vegetationsperiode
Süßholzwurzel	im Herbst

Indikation
Verdauungsstörungen, Heiserkeit, Depressionen, Manien, vegetative Dystonie, zur Suchtentwöhnung, als Augenmittel

Rezept
- Lakritzsaft

Zum Süßen von Mahlzeiten etwas Lakritzsaft verwenden oder ½ TL Lakritzsaft auf der Zunge zergehen lassen und gut einspeicheln.

Rezept
- 2 TL Süßholzwurzeln

Süßholzwurzeln in ¼ l Wasser kochen und diesen Absud warm trinken.
Hildegard schreibt im Text eigentlich nur von Süßholz.
Möglicherweise kann auch das Kraut verwendet werden.

Rezept
- Süßholzpulver

Als Gewürz je nach Geschmack verwenden.
Der Originaltext schreibt keine spezielle Anwendungsweise vor.
Deshalb können wir unter den Rezeptvorschlägen das auswählen, welches uns am besten zusagt.

» Das Süßholz ist von gemäßigter Wärme und bereitet dem Menschen eine klare Stimme, auf welcher Weise es auch immer gegessen wird, und es macht seinen Sinn mild und erhellt die Augen und erweicht seinen Magen zur Verdauung. Aber auch dem Menschen, der krank ist, nützt es sehr, wenn er es oft isst, weil es die Aufgeregtheit, die in seinem Gehirn ist, auslöscht. «

VORSICHT:
Süßholz sollte nicht längere Zeit in hoher Dosierung genommen werden, da es zu Reizungen kommen kann.

TAUSENDGÜLDENKRAUT
(CENTAURIUM UMBELLATUM)

Das Tausendgüldenkraut ist eine ein- bis zweijährige Pflanze und wird 15 bis 50 cm hoch. Es liebt sandige, trockene und warme Plätze und kommt gerne auf Waldlichtungen und an Wegrändern vor. Wer es selbst sammeln will, sollte es im eigenen Garten anbauen, denn das Tausendgüldenkraut ist in Deutschland geschützt und darf in freier Natur nicht gesammelt werden.

Verwendung	Ernte
die ganze Pflanze	Juli bis September

» Das Tausendgüldenkraut ist warm und trocken und wem ein Knochen und ›beyn‹ in seinem Körper irgendwo gebrochen ist, der trinke oft Tausendgüldenkraut oder dessen Wurzel entweder in Wein oder in Wasser gemischt, und der zerbrochene Knochen wird wieder zusammengeleimt ... Dann wärme er auch Tausendgüldenkraut in Wasser und nach dem Ausdrücken des Wassers lege er dies oft so warm auf die Stelle, wo der Knochen gebrochen ist, und so kuriere er diese Stelle damit, und er wird geheilt werden. ... «

» Aber dann wärme Tausendgüldenkraut in Wasser, und nachdem das Wasser ausgedrückt ist, lege es oft so warm auf die Stelle, wo der Knochen gebrochen ist, und so behandle er die Stelle damit und er wird geheilt werden. «

Indikation
Knochenbruch (siehe auch Wegerichwurzelhonig)

Rezept
- 1 MS Tausendgüldenkrautpulver
- 100 ml leicht angewärmten Wein oder Wasser

Das Pulver in den Wein einrühren und davon mehrmals täglich ein Likörglas voll trinken.

Hildegard beschreibt in diesem Text nicht explizit, dass das Tausendgüldenkraut pulverisiert werden muss, aber der Text lässt doch klar erkennen, dass es getrunken werden soll, wenn es seine Wirkung zeigen soll. Nach der Einnahme des Getränks sollte weiter in der Behandlung mit dem nächsten Rezept verfahren werden.

Rezept
- 3–5 EL frisches, geschnittenes oder getrocknetes Tausendgüldenkraut
- 500 ml Wasser

Das Tausendgüldenkraut ca. 2 Minuten in Wasser kochen, abseihen und das warme Kraut auf die betroffene Stelle legen und evtl. mit einem leichten Verband fixieren. Das Kraut kann mehrmals für diese Auflagen verwendet werden.

Indikation

Gicht, Rheuma, Arthritis, Arthrose, Erkrankungen des rheumatischen Formenkreises

Rezept

- 1–2 MS Tausendgüldenkrautpulver
- 100 ml leicht erwärmter Wein

Das Kräuterpulver in ein Glas geben und mit ein paar Tropfen Wein anrühren,
anschließend mit Wein auffüllen. Diese Mischung über den Tag verteilt trinken.

» ... Aber derjenige, der
an Gicht leidet, trinke oft
Tausendgüldenkraut in
Wein und die Gicht wird
weichen. «

VEILCHEN (VIOLA ODORATA, V. TRICOLOR)

Das Duftveilchen ist eine ausdauernde, von März bis April violett blühende Pflanze,
die eine Höhe von 10 bis 20 cm erreicht. Sie benötigt mäßig feuchtes, nährstoffreiches
Erdreich und einen sonnigen Platz, gedeiht aber auch im Halbschatten.

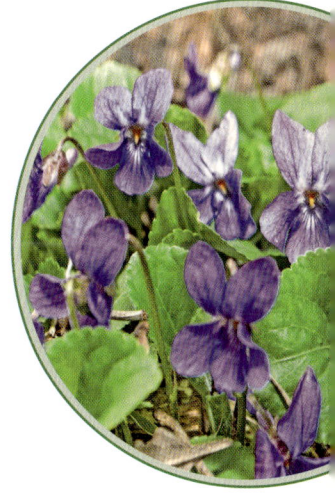

Verwendung	Ernte
Veilchenblätter und -blüten	März bis Mai

Indikation

Melancholie, Depression, Freudlosigkeit und daraus resultierende Lungenaffek-
tion

Rezept

- 15 g Veilchenblätter und -blüten
- 5 g Galgantwurzel
- 15 g Süßholzwurzel
- 1–2 l Wein

Das Veilchenkraut ca. 5 Minuten in Wein kochen, abseihen. Diesem »Veilchen-
Wein« geben wir Galgant und Süßholzwurzel bei, lassen alles noch einmal aufwallen, seihen es durch ein Tuch und füllen es heiß in sterilisierte Flaschen. Von
diesem Veilchenelixier nehmen wir 2–3-mal täglich 1–3 Likörgläser voll ein.

» ... Und wenn jemand durch
Melancholie und Verdruss in
seinen Gedanken niedergedrückt
wird und dadurch die Lunge
schädigt, der koche Veilchen
in reinem Wein und er seihe
es durch ein Tuch, und diesem
Wein gebe er Galgant bei sowie
Süßholz nach Belieben, und so
mache er einen Klartrank und
trinke, und es unterdrückt die
Melancholie und macht ihn froh
und heilt seine Lunge. «

» Und wenn jemand Kopfweh hat oder wessen Fleisch die Krebse zerfressen oder wenn er irgendwelche Geschwüre in seinem Körper hat, dann nehme er Veilchensaft und zum dritten Teil dieses Saftes Olivenöl, und gemäß der Menge des Veilchensaftes Bockstalg, und dies bringe er gleichzeitig in einem neuen Topf zum Sieden und bereite eine Salbe. Und wer Kopfweh hat, der salbe damit die Stirne in der Quere, und es wird ihm besser gehen. Aber wo auch der Krebs und andere Geschwüre einen Menschen zerfressen, soll darübergesalbt werden, und sie werden sterben, wenn sie davon gekostet haben. «

Indikation

Hautgeschwüre, Kopfschmerzen, zur Narbennachbehandlung, Muttermale, geschwürige Erkrankung der Brustdrüse (Brustkrebs)

Rezept

- 30 g Veilchensaft
- 10 g Olivenöl
- 30 g Bockstalg

Die Zutaten in einem Topf zusammen schmelzen, kalt rühren und in kleinen Salbenkruken im Kühlschrank aufbewahren.
Die betroffenen Hautstellen 1–2-mal täglich hauchdünn einsalben.

TIPP Zur Herstellung der Veilchensalbe heißt es im Hildegard-text: »dann nehme er Veilchensaft ...«. Es ist relativ schwer, Veilchen zu entsaften. Wem die Gewinnung von Veilchensaft nicht möglich ist, der kann die Veilchen in einem Mörser zu Brei stoßen, diesem Veilchenbrei das Olivenöl und den Bockstalg zugeben und so die Salbe herstellen, wie im Vorspann des Buches beschrieben. Nach dem Erhitzen die Salbe unter ständigem Rühren erkalten lassen, am nächsten Tag die Salbe nochmals erwärmen, bis sie flüssig geworden ist, und anschließend die Salbe durch ein feinmaschiges Gewebe seihen, um noch eventuell vorhandene gröbere Pflanzenteile abzufiltrieren.

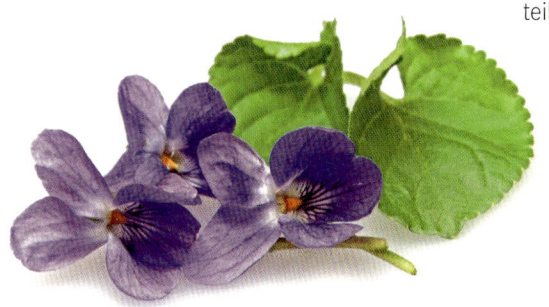

VOGELMIERE (STELLARIA MEDIA)

Die Vogelmiere, Sternmiere, Hundsdarm oder Hühnerdarm, wie sie auch genannt wird, ist ein am Boden kriechendes, wucherndes Kräutlein, das man gut an seinen weißen, sternförmigen Blüten erkennt, die von März bis Oktober zu finden sind. Sie kommt gerne in Gärten und Pflanzkübeln als »Unkraut« vor und wird leider meist ausgerissen und achtlos weggeworfen.

Verwendung	Ernte
alle oberirdischen Pflanzenteile	Mai bis September

Indikation

Bluterguss, Verstauchung, Muskelzerrung, Prellung, Gehirnblutung, allgemeines Mittel zur Auflösung von Blutgerinnseln

Rezept

- frisches oder getrocknetes Vogelmierenkraut, Menge je nach Größe des betroffenen Areals
- so viel Wasser, dass das Kraut gut bedeckt ist

Das Vogelmierenkraut ca. 2 Minuten in Wasser kochen, abseihen und das warme Kraut auf die betroffene Stelle legen und mit einem Tuch oder einer Binde fixieren. Wenn die Auflage kalt oder trocken geworden ist, dieselben Kräuter noch einmal in dem Kochwasser anwärmen, abseihen und wieder auflegen. Dieselben Kräuter können einen Tag lang verwendet werden, am nächsten Tag wieder frische Kräuter und frisches Wasser nehmen. Auch bei Blutgerinnseln im Kopfbereich wurde die Vogelmiere bereits mit Erfolg eingesetzt. Dabei wird die gekochte Vogelmiere um den ganzen Kopf gelegt und mit einer Mütze fixiert.

» Der Hundsdarm ist warm und ist ein Unkraut. Wenn aber ein Mensch durch einen Sturz gefallen ist oder wenn jemand mit Ruten geschlagen ist, sodass seine Haut davon fleckig ist, dann koche Hundsdarm in Wasser und nach Auspressen des Wassers lege das Kraut oft so warm auf die Stelle des Falls oder der Flecken und binde ein Tuch darüber, und das vertreibt den Schleim, der sich dort angesammelt hat. «

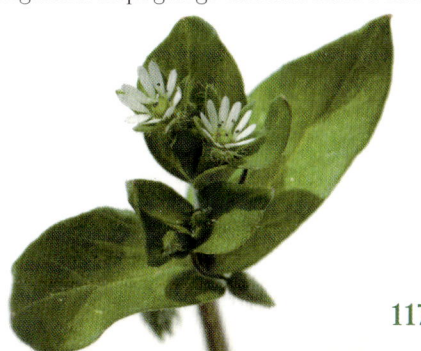

117

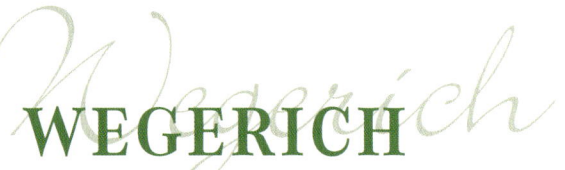

WEGERICH
(PLANTAGO MAJOR,- MEDIA,-LANCEOLATA)

Spitzwegerich, Mittlerer Wegerich wie auch Großer Wegerich sind ausdauernde Pflanzen, die sich sowohl an der Blatt- und Wuchsform als auch an Blütenform und Blütezeit unterscheiden. Sie benötigen einen sonnigen, feuchten bis mäßig feuchten Standort. Die blattlosen Blütenstängel mit ihren weißlichen Blüten erreichen eine Höhe von 40 bis 50 cm.

Verwendung	Ernte
Wegerichblätter	während der Vegetationsperiode (April bis Oktober)
Wegerichwurzeln	Herbst

» Wenn aber einem Menschen an irgendeiner Stelle ein Knochen durch einen Unfall zerbrochen wird, dann schneide er Wegerichwurzeln in Honig, und er esse es täglich nüchtern, und er koche auch mäßig die grünen Blätter der Malve und fünfmal so viel Blätter oder Wurzeln vom Wegerich mit Wasser in einem neuen Topf, und er lege sie oft warm auf die Stelle, wo es schmerzt, und der gebrochene Knochen wird geheilt werden. «

Indikation
Knochenbrüche

Rezept
- 100 g Wegerichwurzeln
- 500 g Honig

Wegerichwurzeln waschen, abtrocknen, mit dem Wiegemesser fein schneiden und in den leicht angewärmten Honig einrühren. Von diesem Wegerichwurzelhonig nehmen wir täglich vor jeder Mahlzeit 1 TL voll und lassen ihn auf der Zunge zergehen.
(Für die Skisaison können wir den Wegerichwurzelhonig schon im Sommer herstellen oder wir trocknen die Wurzeln und bereiten das Heilmittel erst, wenn's »geknackt« hat.)

Rezept
- 10 g Malvenblätter (Käsepappel)
- 50 g Wegerichblätter oder -wurzeln

Malven- und Wegerichblätter mischen und leicht kochen, abtropfen lassen und warm über die schmerzende Bruchstelle legen. Wenn möglich, mit einem Tuch fixieren.
Die Packung wird 2–3-mal täglich erneuert.

Indikation
Insektenstiche, Juckreiz nach Insektenstichen

Rezept
- Wegerichsaft

Den Wegerichsaft auf der Biss- oder Stichstelle verreiben. Zur Bereitung von Wegerichsaft können alle drei Wegericharten verwendet werden, nämlich Breitwegerich, Mittlerer Wegerich und Spitzwegerich. (Wegerichsaft muss mit Alkohol konserviert werden, da er sonst verdirbt.)

Wer keinen Wegerichsaft bei sich hat, kann auch die frischen Pflanzen mit den Fingern zerreiben oder zerkauen und den Pflanzenbrei auf die Stichstelle auflegen. Nach 3–5 Minuten erneuert man die Auflage.

Wenn die Auflage unmittelbar nach dem Stich erfolgt, klingen Schmerz und Schwellung rasch ab, und der Stich ist bald vergessen.

» ... Und wenn eine Spinne oder ein anderes Gewürm einen Menschen berührt oder sticht, dann soll er die Stichstelle sofort mit Wegerichsaft einreiben, und es wird ihm besser gehen ... «

Indikation
Gicht, Schmerzen bei akutem Gichtschub

Rezept
- 2 EL Wegerichtinktur aus Wegerichblättern oder 1 EL frischer Wegerichsaft
- 250 ml Wein

2 Esslöffel Wegerichtinktur (Wegerichsaft mit Alkohol haltbar gemacht) in den Wein einrühren und kleinschluckweise trinken, oder frische Wegerichpflanzen entsaften, den Saft durch ein Tuch seihen, dem Wein beimischen und dem Kranken kleinschluckweise zu Trinken geben. Wegerichsaft ist im Handel erhältlich.

» Der Wegerich ist warm und trocken. Nimm daher Wegerich und drücke seinen Saft aus, und nachdem er durch ein Tuch gesiebt ist, mische ihn mit Wein oder Honig und gib ihn jenem zu trinken, der von der Gicht geplagt wird, und die Gicht wird weichen ... «

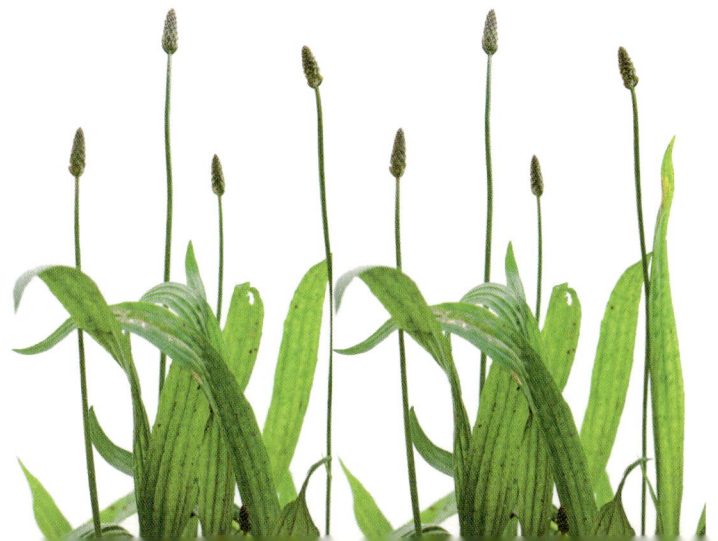

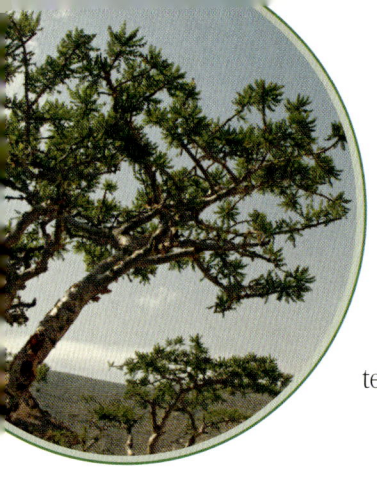

WEIHRAUCH (OLIBANUM)

Weihrauch ist ein Harz verschiedener Sträucher, die vornehmlich auf der arabischen Halbinsel und in Afrika wachsen. Für Heilzwecke wird unparfümierter und ungefärbter Weihrauch verwendet.

Verwendung	Ernte
Harz verschiedener Boswellia-Arten	bei uns nicht möglich

>> Der Weihrauch ist mehr warm als kalt und sein Duft steigt ohne Feuer (Flamme) empor, weil er die Augen erhellt und das Gehirn reinigt. Nimm daher Weihrauch und pulverisiere ihn, gib dem etwas Feinmehl bei und auch etwas Eiweiß und forme so Törtchen, und trockne sie an der Sonne (Sommer) oder auf einem warmen Ziegelstein und bringe sie oft an deine Nase und ihr Geruch stärkt dich und erhellt deine Augen und füllt dein Gehirn. <<

Indikation
- Schnupfen, Katarrh, Verschleimung der oberen Atemwege

Rezept
- 2–4 Körner Weihrauch
- Räucherkohle

Die Räucherkohle entzünden und auf die glühende Kohle 1 bis 3 Weihrauchkörner legen. Den Rauch langsam durch die Nase einziehen. Wer keine Räucherkohle hat, kann die Weihrauchkörner auch auf einer heißen Ofenplatte verräuchern.

Indikation
Sehschwäche, Kopfschmerz, verminderte Kopfdurchblutung, Schwächezustände

Rezept
- 50 g fein gemahlene Weihrauchkörner
- 40 g Feinmehl
- 1 Eiweiß

Zuerst den Weihrauch pulverisieren (im Mörser oder mit geeignetem Küchengerät) und mit dem Feinmehl mischen, anschließend genügend Eiweiß zugeben, sodass ein knetfähiger Teig entsteht. Aus diesem mit bemehlten Händen ca. 8 Kugeln formen und diese flach drücken. Entweder in der Sonne (Sommer) oder auf einem angewärmten Ziegelstein (Winter) trocknen. Oft daran riechen. Bei Kopfschmerz abends zwei Törtchen auf die Schläfen legen, mit einem Stirnband fixieren und die ganze Nacht einwirken lassen.

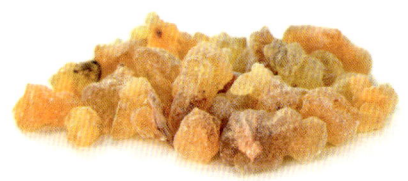

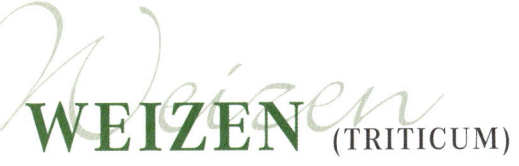

WEIZEN (TRITICUM)

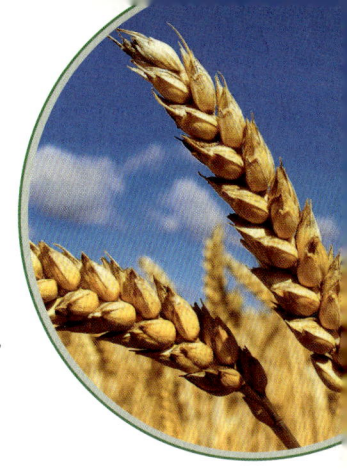

Weizen ist eine einjährige Getreidepflanze, die je nach Züchtung eine Höhe von 70 bis 120 cm erreicht. Der Weizen benötigt eine sonnige Lage und einen nährstoffreichen, mäßig feuchten Ackerboden. Er blüht von Juni bis Juli.

Verwendung	Ernte
Weizenkörner	Juli bis August

Indikation

Rückenschmerzen, Ischialgien, Hexenschuss, Zustand nach Bandscheibenvorfall, Spinalsklerose

Rezept

- 1 kg Weizenkörner

Weizenkörner in Wasser weich kochen, abseihen und mit den Körnern eine Rückenpackung machen.

Dazu legen wir auf eine Liege oder ins Bett eine wasserdichte Unterlage und darauf ein großes Handtuch. Darauf breiten wir die nicht zu weich gekochten, heißen Weizenkörner in Form eines 10 cm breiten und ca. 60–80 cm langen Streifens aus. Mit dem nackten Rücken legen wir uns 3–4 Stunden auf die wohltemperierten Weizenkörner und decken uns gut zu.

In der Regel wird die Packung an drei aufeinanderfolgenden Tagen 1-mal täglich gemacht.

Danach pausiert man einen Tag und kann eine weitere 3-Tage-Kur anhängen.

Auch Jaspis-Auflagen haben sich bei den angeführten Indikationen bestens bewährt.

» ... Und wer im Rücken und in den Lenden Schmerzen hat, der koche Weizenkörner in Wasser und lege sie so warm auf die schmerzende Stelle, und die Wärme des Weizens wird jene Krankheit vertreiben. «

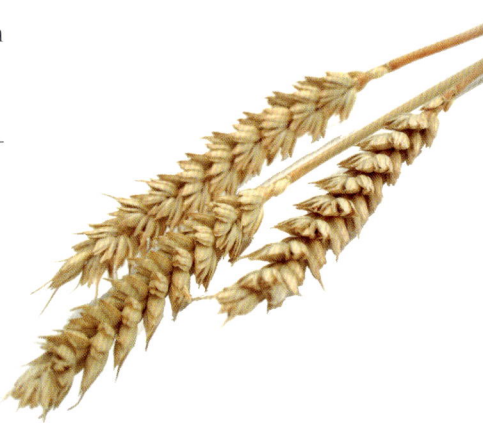

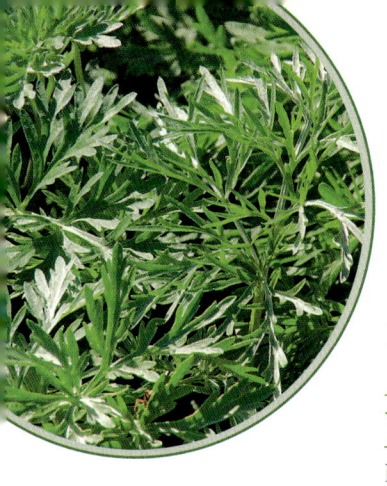

WERMUT (ARTEMISIA ABSINTHIUM)

Die ausdauernde Staude bevorzugt mäßig feuchte, sonnige Lagen und erreicht eine Höhe von ca. 180 cm. Die gelbgrünen Blüten erscheinen von Juli bis September.

Verwendung	Ernte
Frühlingswermutkraut	April bis Mai
Wermutkraut	Mai bis August

» Der Wermut ist sehr warm und sehr kräftig und ist der wichtigste Meister gegen alle Erschöpfungen ... Und gieße auch von seinem Saft in Baumöl, sodass das Öl jenen Saft um zwei Teile übertrifft, und wärme es in einem gläsernen Gefäß an der Sonne, und bewahre es so das ganze Jahr hindurch auf. Und wenn irgendein Mensch in der Brust und um die Brust Schmerzen hat, sodass er davon hustet, dann salbe ihn auf der Brust damit. Und wer in der Seite Schmerzen hat, der salbe dort, und es heilt ihn innen und außen. «

Indikation
Husten, Rippenfellentzündung, Bronchitis

Rezept
- 20 ml Wermutsaft
- 60 ml Olivenöl

Den Wermutsaft mit Olivenöl vermischen und in einem Glas einen Tag lang an der Sonne stehen lassen, anschließend im Kühlschrank aufbewahren. Vor Gebrauch gut schütteln. Bei Husten Brust und Rücken kräftig einreiben.

Sollten bei empfindlicher Haut (z. B. bei Säuglingen und Kleinkindern) allergische Erscheinungen in Form von starkem Juckreiz, Hautrötung, Hautschwellung oder Ähnlichem auftreten, so nehme man wenige Tropfen vom Wermutöl und verdünne dieses vor dem Einreiben noch einmal mit etwas Olivenöl (3 Tropfen Wermutöl und 10 Tropfen Olivenöl).

Indikation

Nierenschwäche, Melancholie, Depressionen, Herz- und Kreislaufschwäche, Magenfunktionsstörungen, Verdauungsstörungen, als Schutz vor Lungenkrankheiten (Tbc)

Rezept

- 100–150 ml frisch gepresster Frühlingswermutsaft
- 400 g Honig
- 3 l Wein

Den Honig in den Wein geben und vorsichtig aufkochen. Diesem Gemisch wird der frisch gepresste Wermutsaft zugegeben, noch einmal aufgekocht und heiß in sterile Flaschen randvoll abgefüllt und sofort verschlossen. So hält er sich bis Oktober und darüber hinaus.

Von diesem Wermutwein trinken wir jeden zweiten Tag morgens nüchtern ein bis zwei Likörgläser voll.

Um den Frühlingswermutsaft zu konservieren kann man ihn portionsweise einfrieren. So kann man bereits Anfang Mai den Wermuttrank herstellen, auch wenn der Wermut im eigenen Garten – witterungsbedingt – noch sehr klein sein sollte.

Indikation

Zahnschmerzen, Zahnwurzelgranulom, Herdgeschehen im Zahn- und Kopfbereich

Rezept

- 50 g Wermutkraut
- 50 g Eisenkraut
- ½ l Wein

Einen gehäuften EL der Kräutermischung in ½ l Wein ca. 5 Minuten kochen, abseihen, den Absud etwas zuckern (mit Rohrzucker) und warm über den Tag verteilt trinken.

Abends vor dem Schlafengehen die Kräuter leicht erwärmen und über dem schmerzhaften Kiefer bzw. über dem Zahnherd mit einem Tuch fixieren und über Nacht einwirken lassen.

Um den Körper von fauligem Blut zu befreien, ist in diesem Fall auch ein Aderlass mit in Betracht zu ziehen.

» ... Und wenn der Wermut frisch ist, zerstoß ihn und presse seinen Saft durch ein Tuch, und dann koche Wein mit Honig ein wenig, und gieß diesen Saft in den Wein, sodass derselbe Saft den Wein und den Honig an Geschmack übertrifft, und trinke dies nüchtern von Mai bis Oktober jeden dritten Tag, und es unterdrückt die ›Lancksucht‹ und die Melancholie in dir, und es macht deine Augen klar, und es stärkt das Herz, und es lässt nicht zu, dass die Lunge krank wird, und es wärmt den Magen, und es reinigt die Eingeweide, und es bereitet eine gute Verdauung. «

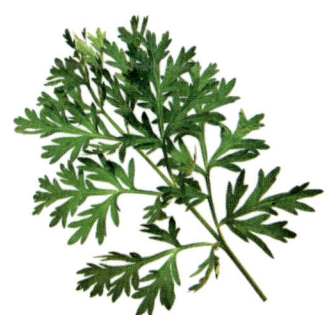

» Ein Mensch aber, der von fauligem Blut geplagt wird und durch eine Ausscheidung des Gehirns an den Zähnen leidet, der koche Wermut und Eisenkraut in gleichem Gewicht in gutem Wein in einem neuen Topf, und er seihe diesen Wein durch ein Tuch und trinke ihn unter Beigabe von ein wenig Zucker. Aber er lege auch diese warmen Kräuter, wenn er schlafen geht, auf seinen Kiefer und binde ein Tuch darüber. Und dies tue er, bis er geheilt wird. «

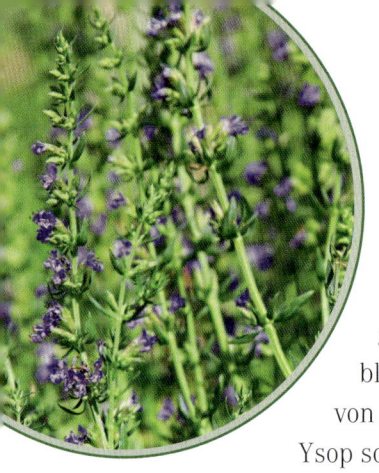

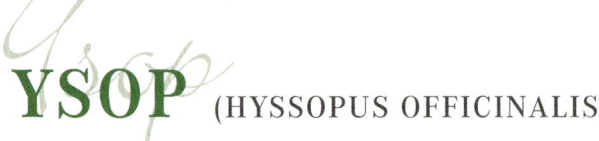

YSOP (HYSSOPUS OFFICINALIS)

Ysop ist ein ausdauernder Halbstrauch, wird bis zu 80 cm hoch und benötigt zum guten Gedeihen einen sonnigen Platz und gute, nährstoffreiche Gartenerde. Seine blauen bis blauvioletten Blüten, von denen viele Bienen gerne Nektar holen, zeigt er von Juni bis September.

Ysop sollte in keinem Garten fehlen.

Verwendung	Ernte
Ysopkraut	vor und während der Blüte

» Aber wenn die Leber infolge der Traurigkeit des Menschen krank ist, soll er, bevor die Krankheit in ihm überhandnimmt, junge Hühner mit Ysop kochen, und er esse oft sowohl den Ysop als auch diese jungen Hühner. Aber auch den rohen, in Wein eingelegten Ysop esse er oft, und diesen Wein trinke er, weil der Ysop umso nützlicher ist für diese Krankheiten als jenem, der an der Lunge Schmerzen hat. «

Indikation

Leberschmerzen, Traurigkeit, Melancholie, Depressionen

Rezept

- 1 junges Suppenhuhn
- 10 Stängel Ysopkraut, frisch oder 2–3 EL Ysopkraut, getrocknet

Das Suppenhuhn mit Ysop und etwas Salz in Wasser kochen und eine Hühnersuppe zubereiten.

Kein anderes Gewürz verwenden!

Als Suppeneinlage nehmen wir Dinkelnudeln, -grießnockerl oder -pfannkuchen.
1–3-mal wöchentlich Hühnersuppe mit Hühnerfleisch und Ysop essen.

DAZU TRINKEN WIR:

Rezept

- 1 l Wein
- 20 Stück Ysopzweige

Wir gießen den Wein in ein Einmachglas mit Schnappverschluss und geben ca. 20 Ysopzweige in den Wein, lassen es 1–2 Tage lang stehen und nehmen bei Bedarf 2–3-mal täglich ein Ysop-Zweiglein aus dem Wein und essen die Blätter. Vom »Ysopwein« trinken wir täglich 2–3 Likörgläser voll.

» Der Ysop ist von trockener Natur und ist gemäßigt warm, und er hat so große Kraft, dass ihm sogar der Stein nicht widerstehen kann, der dort wächst, wo der Ysop hingesät wird. Und wenn man ihn oft isst, reinigt er den kranken und stinkenden Schaum der Säfte, wie die Wärme im Topf den Schaum aufwallen lässt, und er ist für alle Speisen nützlich. Gekocht und pulverisiert ist er besser als roh. Gegessen macht er die Leber ›querck‹ und reinigt etwas die Lunge. Aber auch wer hustet und an der Leber Schmerzen hat und wer dämpfig (schweratmig) ist und an der Lunge leidet, von denen soll jeder Ysop entweder mit Fleisch oder mit Fett essen, und es wird besser werden. Wenn aber jemand Ysop nur dem Wein oder nur dem Wasser beifügt und ihn isst (trinkt), wird davon mehr geschädigt als gefördert… «

Indikation

Leberschwäche, Lungenschwäche, allgemeines Heilmittel zur Reinigung der Säfte

Rezept

● Ysoppulver, Menge je nach Geschmack
In Fleisch- oder Gemüsegerichten Ysoppulver mitkochen. Auf keinen Fall in ein Getränk mischen!

ZIMT (CINNAMOMUM CEYLANICUM)

Der Zimtbaum wächst in tropischen und subtropischen Ländern. Er wird vor allem auf Java, Sri Lanka und in Brasilien kultiviert. Zur Ernte werden die ein- bis zweijährigen Triebspitzen geschnitten, die Rinde mit einem Horn- oder Messingmesser geschält, schichtweise übereinandergelegt und getrocknet, woraus sich durch Einrollen die bei uns im Handel erhältlichen Zimtstangen formen.

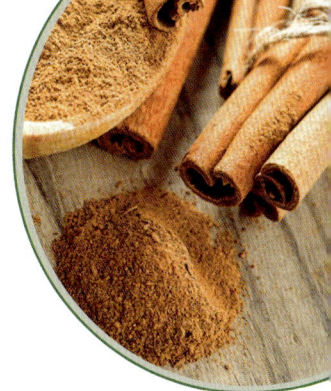

Verwendung	Ernte
Zimtrinde	bei uns nicht möglich

» Der Zimt ist auch sehr warm und hat starke Kräfte und mäßig Feuchtigkeit in sich … und wer ihn oft isst, dem mindert er die üblen Säfte und bereitet gute Säfte in ihm … Und ein Mensch, dem der Kopf schwer und betäubt ist, sodass er schwer durch die Nase ein- und ausatmet, der pulverisiere Zimt und esse dieses Pulver oft mit einem Bissen Brot (Dinkelbrot), oder er lecke es aus seiner Hand, und es löst die schädlichen Stoffe auf, durch die sein Kopf wie betäubt ist. «

Indikation

Nasennebenhöhlenentzündung, Schwellung der Nasenschleimhaut, Nasenpolypen, Abstumpfung von Gehör-, Geruchs- und Geschmackssinn, zur allgemeinen Säftereinigung im Kopfbereich, unterstützend bei Depressionen und Nervenleiden

Rezept

- 1 MS–½ TL Zimtpulver

Das Zimtpulver auf ein Stück Brot streuen, gut kauen und intensiv einspeicheln, da der Zimt bereits durch die Mundschleimhaut aufgenommen wird und zu wirken beginnt.

TIPP Zimt ist ein wichtiger Zusatz für manche Hildegard-Heilmittel, unter anderem für die Nervenkekse, das Hirschzungen-Elixier, das Wasserlinsen-Elixier, einer Ysop-Zubereitung gegen Leber- und Lungenschmerzen u. a. Er kann und soll in der täglichen Küche als Gewürz verwendet werden, wo immer dies möglich ist.

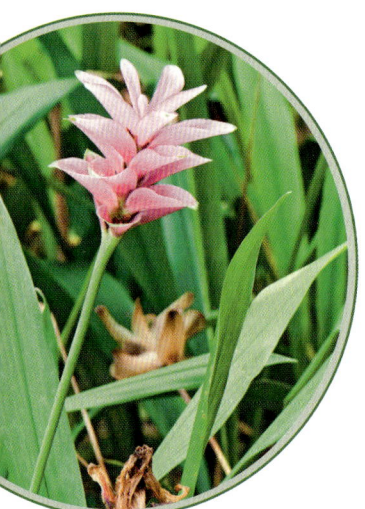

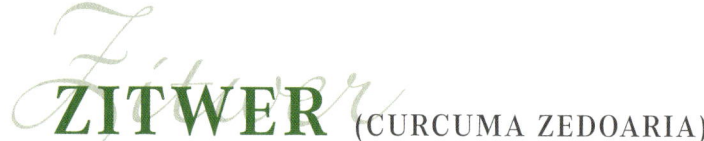

ZITWER (CURCUMA ZEDOARIA)

Zitwer ist ein Strauch der asiatischen Tropen. Er wird in Indien und auf Sri Lanka kultiviert. Zu uns kommt neben der getrockneten Zitwerwurzel auch die weniger gebräuchliche Zitwerblüte.

Verwendung	Ernte
Zitwerkraut oder Zitwerwurzel	bei uns nicht möglich

» ... Ein Mensch, der an seinen Gliedern zittert, das heißt bebt, und in dem die Kraft mangelt, der schneide Zitwer in Wein und füge etwas weniger Galgant bei, und dies koche er mit ein wenig Honig in Wein und trinke das lauwarm, und das Zittern weicht von ihm, und er erhält die Kraft wieder. «

Indikation

Gliederzittern, M. Parkinson, Kraftlosigkeit

Rezept

- 50 g Zitwerwurzel
- 45 g Galgantwurzel
- 1 l Wein
- 50 g Honig

Einen gehäuften EL der Gewürzmischung und 50 g Honig in 1 l Wein ca. 5 Minuten kochen, abseihen und heiß in sterile Flaschen füllen. Von diesem Zitwerwein trinken wir täglich 1–3 Likörgläser voll. Dabei soll der Zitwerwein etwas angewärmt – also lauwarm – getrunken werden.

Indikation
starker Speichelfluss

Rezept
- 1 TL Zitwerpulver
- Leinentuch
- 200 ml Wasser

Am Abend das Zitwerpulver in ein kleines Leinentuch einschlagen, in eine Tasse legen und vorsichtig Wasser darübergießen. Am anderen Morgen das Tüchlein mit dem Pulver entfernen und mehrmals davon einen Schluck vor dem Frühstück trinken. Wenn sich der Speichelfluss normalisiert hat, kann mit der Anwendung aufgehört werden, ansonsten so lange fortfahren, bis der übermäßige Speichelfluss gestoppt ist.

» Und wer viel Speichel und viel Schaum in sich hat, der pulverisiere Zitwer und binde dieses Pulver in ein Tüchlein und lege es so in ein Gefäß und gieße Wasser darüber, damit das Wasser den Geschmack davon habe, und so belasse es über Nacht im Wasser und trinke morgens oft davon nüchtern, und der Speichel und der Schaum wird weichen. «

Indikation
Kopfschmerz

Rezept
- 1–2 EL Zitwerpulver
- Leinen-, Hanf- oder Baumwolltuch

Mit dem Tuch ein Säckchen formen und darin einen gehäuften Esslöffel Zitwerpulver einschlagen, anschließend mit einem kräftigen Faden zubinden. Das Tuch in Wasser tauchen und damit zuerst die Stirn und dann die beiden Schläfen bestreichen, sodass die Haut feucht wird. Wenn das Tuch nicht mehr feucht genug ist, erneut in das Wasser tauchen. Das Bestreichen mehrmals wiederholen.

» Aber wer sehr oft Kopfschmerzen hat, der befeuchte mit diesem in ein Tuch gebundenen und mit Wasser befeuchteten Pulver die Stirn und die Schläfen, und es wird ihm besser gehen ... «

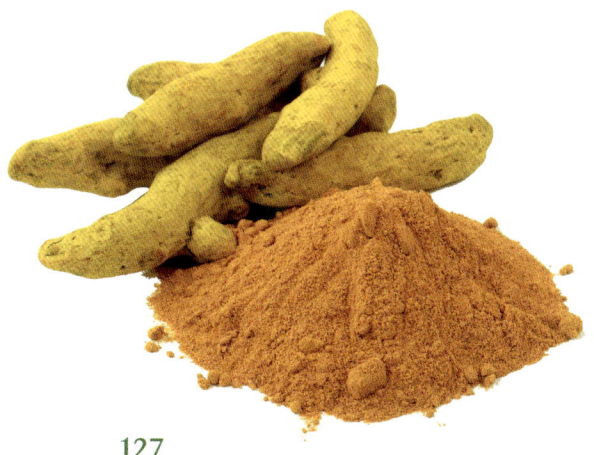

REGISTER

QUELLENVERZEICHNIS

Werke der hl. Hildegard

»Causae et curae« (lat.), Neudruck durch die Basler Hildegard-Gesellschaft, Basel 1980.

»Heilwissen« (Übersetzung zu »Causae et curae«), Pawlik, Augsburg 1989/ 3. Aufl., Pattloch, München 1997.

»Physica« (lat.), Patrologia Latina Band CXCVII, Basler Hildegard-Gesellschaft, Heilkraft der Natur« (Übersetzung der »Physica«), Portmann, Augsburg 1991.

Die Heilkraft der Natur – Physica. Das Buch von dem inneren Wesen der verschiedenen Naturen der Geschöpfe. 3. Aufl., Christiana-Verlag, Stein am Rhein 2009.

»Scivias« (deutsche Übersetzung), Storch, Augsburg 1990

»Welt und Mensch« (Übersetzung zu »Liber divinorum operum«), Otto-Müller-Verlag , Salzburg 1965.

»Mensch in der Verantwortung« (Übersetzung zu »Liber vitae meritorum), Otto-Müller-Verlag, Salzburg 1986.

»Briefwechsel«, bearb. v. Führkötter, Otto-Müller-Verlag, Salzburg 1965/ Herder, Freiburg 2008.

»Lieder«, übers. v. Barth/Ritscher/Schmidt-Görg, Otto-Müller-Verlag, Salzburg 1969/ Marixverlag, Wiesbaden 2009.

Zur Medizin der hl. Hildegard

Hertzka Dr. Gottfried:
- So heilt Gott, 19. Aufl., Christiana-Verlag, Stein am Rhein 2010.

- Das Wunder der Hildegard-Medizin , 8. Aufl., Christiana-Verlag, Stein am Rhein 2007.

Hertzka Dr. Gottfried/Strehlow Dr. Wighard:
- Die Küchengeheimnisse der heiligen Hildegard, Freiburg 1984./1. Aufl., Christiana-Verlag, Stein am Rhein 2009.

- Die Edelsteinmedizin der heiligen Hildegard, Freiburg 1985/ Christiana-Verlag, Stein am Rhein 2002.

- Handbuch der Hildegard-Medizin, Freiburg 1987/Bauer Verlag, Freiburg 2000.

- Große Hildegard-Apotheke, 14. Aufl., Christana-Verlag, Stein am Rhein 2012.

Posch, Helmut: Was ist Hildegard-Medizin?, Posch Verlag, St. Georgen/im Attergau 1998.

Schiller, Reinhard: Hildegard Medizin Praxis, Pattloch Augsburg 1997.

Biografie

Gronau, Eduard: Hildegard von Bingen, Stein am Rhein 1985./ Hildegard von Bingen 1098 – 1179. Prophetische Lehrerin der Kirche an der Schwelle und am Ende der Neuzeit. 3. Aufl., Christiana-Verlag, Stein am Rhein 1999.

Heil- und Nutzpflanzen – Nachschlagewerke

E. F. Heger »Handbuch des Arznei- und Gewürzpflanzenanbaus«, VEB Verlag, Berlin 1989.

Georges Boros:
- »Unsere Küchen- und Gewürzkräuter«, 4. Aufl., Ulmer Verlag, Stuttgart, 1984.

- »Heil und Teepflanzen« Stuttgart, 3. Auflage 1980.

Heiner Schmid: »Obstbaumschnitt«, 9. Aufl., Ulmer Verlag, Stuttgart, 2008.

Peter Oldale: »Gartenpflanzen richtig vermehren«, München, Bern, Wien, 2. Auflage 1977.

G. Beier: »Biologisches Saatgut aus dem eigenen Garten«, Gerken, 1982.

Eduard Lucas: Luca's Anleitung zum Obstbau, hrsg. v. Hermann Link, 32. Aufl., Ulmer Verlag, Stuttgart 2002.

G. Siebeneicher: »Ratgeber für den biologischen Landbau«, München 1985.

Abtei Fulda: »Obstbaukalender auf biologischer Grundlage, 4. Aufl., Fulda 1982.

K. Ebert: »Arznei- und Gewürzpflanzen«, Stuttgart 1982.

I. Gabriel: »Kräuter und Heilpflanzen im Biogarten«, Falken Verlagsgesellschaft, Niedernhausen 1991.

M Müller/C. Stauch: »Das Trockenbuch«, Badenweiler 1983.

Bayerisches Landesamt für Umweltschutz: Heft 72: »Rote Liste gefährdeter Farn- und Blütenpflanzen Bayerns«, München 1987.

Braun/Frohne: »Heilpflanzenlexikon für Ärzte und Apotheker«, Stuttgart 1987.

Zepernick, Langhammer , Lüdcke: »Lexikon der offiziellen Heilpflanzen, Berlin 1984-

H Diener: »Fachlexikon abc der Arzneipflanzen und Drogen, Thun 1989.

Aichele, Dietmar; Margot Spohn: »Was blüht denn da?«, Kosmos, Stuttgart 2010.

Schönfelder: »Der neue Kosmos Heilpflanzenführer«, Neuauflage, Stuttgart 2010.

Mitchell, Alan; Wilkinson, John: »Pareys Buch der Bäume«, Kosmos, Stuttgart 2004.

Laux: »Wildbeeren und Wildfrüchte«, Stuttgart 1982.

Buff/von der Dunk: »Giftpflanzen in Natur und Garten«, Augsburg 1980.

Reinhard Schiller ist Heilpraktiker und lebt mit seiner Familie auf einem kleinen Bauernhof in Niederbayern.

FOTONACHWEIS

Wir danken allen Inhabern von Bildrechten für die Abdruckerlaubnis. Der Verlag hat sich bemüht, alle Rechteinhaber in Erfahrung zu bringen. Für zusätzliche Hinweise sind wir dankbar.

S. 6/7: © emmi– Fotolia; S.8o, 12, 17, 34/35: © Stefan Körber – Fotolia, S. 8u: © lianem – Fotolia; S. 9: © malwa – Fotolia; S. 10: © Jürgen Fächele – Fotolia; S. 11: © klaus eppele – Fotolia; S. 13, 48 u: © Christian Jung – Fotolia; S. 14: © masson – Fotolia; S. 15o: © printemps – Fotolia, u:© mahey – Fotolia; S.16o: © patrizia tilly – Fotolia; u:© eliaskor delakos – Fotolia; S. 18o: © sternstunden – Fotolia, u © Angela – Fotolia; S. 19, 77u: © K.-U. Hässler – Fotolia; S. 20, 27, 120u: © silencefoto – Fotolia; S. 21, 117o: © photosg – Fotolia; S. 22o: © Elenathewise – Fotolia, u: © osterland – Fotolia; S. 23: © m unal ozme – shutterstock; S. 24: © twilightartpicture – Fotolia; S. 25: © Julija Sapic – Fotolia, S.26, 59u, 114o: © Heike Rau – Fotolia; S. 28, 89: © africa studio – Fotolia; S. 29: © corinna gissemann – Fotolia; S. 31: © Angel Simon – Fotolia; S. 32: © rémy masseglia – Fotolia; S. 33: © stefanieb – Fotolia; S. 36, 48, 53o, 79o, 87o, 111o: © Axel Gutjahr – Fotolia; S. 36u, 45o, 46o/u, 47u, 54o, 55u, 56o, 80u, 97, 113u, 117: © emer – Fotolia; S. 37: © bürgi – Fotolia, S. 37u, 79o, 95, 124o/u: © Joachim Opelka – Fotolia; S. 38: © MSS – Fotolia; S. 39: © cedrov – Fotolia; S.40: © Martina Chmielewski – Fotolia; S. 41, 45, 51u, 53u, 54u, 56u, 59o, 70, 71, 76, 82o/u, 87u, 88, 93, 105u, 113u: © picture-alliance; S. 42: © Falkenauge – Fotolia; S. 43o: © Richard Griffin – shutterstock, u: © Martin Fowler – shutterstock; S. 44o: © ott – Fotolia, u:© GQ – shutterstock; S. 47o: © emjay smith – shutterstock; S. 49o: © Thomas Otto – Fotolia; S. 49u, 58, 78u: © photocrew – Fotolia; S.50o: © M. Schuppich – Fotolia, u: © Olga Vasilkova – Fotolia; S.51o, 114u, 123: © Alois – Fotolia; S. 52o: © goldbany – Fotolia, u: © Elena Schweitzer – Fotolia; S. 55: © Katharina Wieland Müller – Pixelio; S. 57: © celeste clochard – Fotolia;

S. 60o: © wonderisland – shutterstock, u: © ExQuisine – Fotolia; S.61: © hjschneider – Fotolia, S. 63o: © Rainer Sturm – Pixelio, u: © ster – Fotolia; S. 64o: © Matthijs Wetterauw – Fotolia; S. 64u, 119: © unpict – Fotolia; S.65: © De Do – shutterstock; S. 67o: © Andrew Kuturanow – shutterstock; S. 67u, 73, 83u © dionisvera – Fotolia; S.68: © yellowj – Fotolia; S. 69, 98u: © womue – Fotolia; S. 72, 74, : © Petra Barz – Fotolia; S. 75: © Zigzag Mountain Art – shutterstock; S. 77: © Daniele Carotenuto – shutterstock; S. 78o: © Maria Lohrbach – Fotolia; S. 80: © marcoart – Fotolia; S. 81: © JackF – Fotolia; S. 83o: © Alekss – Fotolia; S. 84, 125u: © Uncle Sam – Fotolia; S. 85: © Thomas Francois – Fotolia; S. 86: © Neung Stocker Photography – shutterstock; S. 90: © Donko – shutterstock; S. 91: © Barbara Pheby – Fotolia; S. 92o: © Birute Vijeikiene – Fotolia, u: © vikiri – Fotolia; S. 94: © Miket – Fotolia; S. 96: © eve – Fotolia; S. 98u: © Lorenzo Brasco – Fotolia; S. 99o, 122o: © LianeM – Fotolia, S. 99u: © Christian Pedant – Fotolia; S.100: © Loskutnikov – shutterstock, S. 100u, 122u: © Imageman – shutterstock; S. 101: © BeTaArtworks – Fotolia; S. 102: © Nikolai Sorokin – Fotolia; S. 103: © Doc Rabe Media – Fotolia; S. 104: © nito – shutterstock; S. 105o: © AISPIX by Image Source – shutterstock; S. 107o: © BildPix – Fotolia, S. 107u, 109u: © Marén Wischnewski – Fotolia; S. 108: © Sue Robinson – shutterstock; S. 109o, 118: © Xaver Klaußner – Fotolia; S. 110: © Pink Badger – Fotolia; S. 111: © kameel – Fotolia; S. 112: © nito – Fotolia; S. 115, 116: © Andrea Wilhelm – Fotolia; S. 120: © Maroš Markovič – Fotolia; S. 121o: © Petra Reinartz – Fotolia, u: © farbkombinat – Fotolia; S.125o: © oksix – Fotolia; S. 126: © Kobchai M. – Fotolia; S. 127: © Elzbieta Sekowska – Fotolia.